눌원보건문고 13

경제적인 지역보건을 위한

알기 쉬운 비용분석

Cost analysis in primary health care
—A training manual for programme managers

앤드류 크리스·데이비드 파커 편

서울대학교 의과대학
의료관리학교실 옮김

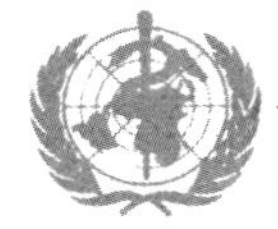

세계보건기구 World Health Organization

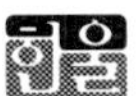

세계보건기구는 국제적인 건강문제와 공중보건에 대해 일차적인 책임을 지는 국제연합의 전문기구이다. 1948년 조직된 이 기구를 통해 약 170개 국의 보건의료 전문가들은 서로의 지식과 경험을 교환하고 2000년까지 전인류가 사회경제적으로 생산적인 삶을 영위할 수 있게 하는 건강수준에 도달할 수 있도록 노력하고 있다.

세계보건기구는 포괄적인 보건의료서비스, 질병 예방과 관리, 환경위생 개선, 보건의료인력 개발, 생의학 발전과 보건의료서비스 연구 조정, 보건사업 기획과 실행을 증진시키고 회원국간의 직접적인 기술협력과 협조망을 구축하는 것을 돕는다.

이런 폭넓은 분야의 노력에는 회원국 전 국민을 포괄하는 일차보건의료체계 개발, 모자보건 증진, 영양실조 개선, 말라리아나 결핵, 나병 같은 전염병 관리, 에이즈 예방과 관리를 위한 전세계적인 전략 조정, 예방할 수 있는 질병에 대한 면역증진활동 강화와 천연두 박멸, 정신건강 증진, 안전한 식수 공급, 모든 범주의 보건인력교육 등의 다양한 활동이 망라되어 있다.

인류의 더 나은 건강을 위해서는 생물학적 물질, 살충제, 약품에 대한 국제표준 설립, 환경보건 기준 설정, 약품의 일반명 사용 권장, 국제보건규약 관리, 질병과 관련 건강문제의 국제적 통계 분류 개정, 보건통계 정보 수집과 분배 등에 대한 고려 또한 필요하다.

다양한 세계보건기구 주관 사업에 대해 더 자세한 정보를 얻으려면 세계보건기구의 간행물들을 참고하면 된다.

경제적인 지역보건을 위한

알기 쉬운 비용분석

앤드류 크리스
세계보건기구
보건의료서비스 강화국

데이비드 파커
국제연합아동기금
사회정책 및 경제분석실

앤드류 크리스·데이비드 파커 편
Edited by Andrew Creese & David Parker

Andrew Creese
Division of Strengthening of Health Services
World Health Organization
Geneva, Switzerland

David Parker
Office of Social Policy and Economic Analysis
United Nations Children's Fund
New York, USA

이 책은 세계보건기구가 국제연합아동기금과
아가칸 재단과 협력하여 만들었습니다.

1994
제네바
세계보건기구

역자서문

『경제적인 지역보건을 위한 알기 쉬운 비용분석(*Cost analysis in primary health care: A training manual for programme managers*)』은 세계보건기구가 국제연합 아동기금(UNICEF)과 아가칸(Aga Khan) 재단의 협력하에, 3년여의 기간 동안 세계 각국의 보건사업 관리자들이 참여한 워크숍과 현장검증을 거쳐 1994년에 발간한 책이다.

이 책은 비용분석을 이용하여 보건사업을 강화하고 더 나은 의사결정을 하는 방법을 제시하고 있다. 보건사업을 효과적이고 효율적으로 시행하려면 사업관리자가 자원의 이용법과 결과를 알아야 한다. 사업의 비용에 대한 자료를 수집하여 이를 분석하면 보건의료활동의 효율, 형평성 및 유지가능성에 대해 알 수 있게 될 것이며, 서비스 운영을 어떻게 개선하여야 하며 제한된 자원을 어떻게 하면 가장 잘 이용할 수 있는가를 알 수 있을 것이다.

이 책은 12개의 모듈로 이루어져 있으며 이것을 모두 세 부분으로 나누어 설명하고 있다. 제1부는 재무 비용을 소개하고, 보건의료서비스의 효과에 관한 입장을 제시하고 있다. 제2부는 재무 비용 이외의 다른 비용들을 설명하고, 비용-효과분석에서 사용되는 비용과 효과의 추정치를 비교한다. 제3부에서는 비용 자료와 비용-효과분석 자료를 기획과 관리에 활용하는 몇 가지 중요한 방법을 제시하고 이에 관해 논의한다. 각 모듈을 마친 후 마지막에 있는 연습문제를 풀어 보면 책에서 제시한 내용을 확실히 이해하게 될 것이다.

지방자치시대를 맞이하여 우리의 지방자치단체의 보건의료 당국은 자치적인 지방 보건정책을 수립하여야 하며 다양한 보건사업을 직접 기획하여 수행하여야 할 것이다. 이 과정에서 가장 관심을 가져야 할 분야의 하나는 바로 보건의료의 효율성이다. 효율성은 제한된 예산으로 수많은 사업을 하여야 하기 때문에 특히 중요하다. 효율성을 높이려면 먼저 그간의 관료주의를 극복해야 한다. 관료주의는 효율적인 의사결정을 막는 장애물이다. 비용분석과 비용-효과분석은 보건사업 수행에 있어서 의사결정에 필요한 정보를 제공해 줄 수 있기 때문에, 다음과 같은 분야에서 유용하게 활용할 수 있을 것이다.

첫째, 지역단위 보건사업을 수행함에 있어서 구체적이고 종합적인 의사결정을 할 수 있다. 자원의 흐름 단계별로 의사결정에 필요한 경제적 성과 지표를 얻을 수 있으므로 의사결정 분야간의 상관관계를 규명하여 종합적인 의사결정이 가능해지고 각 단계별 문제점과 향후 전망에 관한 정보를 제공해 줄 수 있으므로 구체적인 의사결정에 도움이 된다. 또한 지표를 주기적으로 산출할 수 있기 때문에 이를 활용하여 문제점을 신속하게 시정하고 계획을 수정 활용할 수 있다.

둘째, 제한된 자원을 이용하여 '모든 주민의 건강'이라는 목표에 보다 쉽게 접근할 수 있다. 모든 국민의 건강은 형평성과 효율성의 개념에 입각하여 추구될 때 비로소 달성될 수 있는데, 비용분석을 하면 투입자원에 대한 경제적 성과를 형평성과 효율성의 개념을 기초로 하여 평가할 수 있으므로 형평성과 효율성을 동시에 추구할 수 있는 방안을 비교적 쉽게 선택할 수 있을 것이다. 대부분의 의사결정은 효율성에 의존하되 자원의 조달 및 서비스의 공급에 관한 의사결정에 있어서만은 형평성을 고려한다면 의사결정의 경제성이 높아질 것이다.

셋째, 지역간 및 국가간 보건사업의 비교에 활용할 수 있다.

넷째, 보건사업을 수행함에 있어서 자원 흐름의 각 단계별로 구체적 기준 내지 표준을 설정하기 위하여 활용할 수 있다. 보건사업을 효과적으로 수행하기 위해서는 국가 또는 지역 단위에 적합한 표준 모형의 개발이 필요하다. 왜냐하면 표준 모형이 개발되면 시행착오로 낭비되는 자원과 시간을 절약할 수 있기 때문이다. 비용분석을 하려면 모든 지표의 평가를 위한 기준을 설정하여야 하므로 표준 모형을 개발하는 데 이용하기가 용이하다.

다섯째, 보건당국의 개입여부 결정에 이용할 수 있다. 자원의 흐름이 왜곡되었다고 해서 당국이 모두 개입한다면 자원이용의 효율성을 저하시킬 우려가 있으므로 정부의 개입은 형평성이 크게 저하되거나 민간의 노력에 의하여 자원 흐름의 왜곡이 시정되기 어려운 경우에

국한되어야 한다. 비용분석은 자원 흐름의 왜곡 정도와 그 원인을 밝혀줌으로써 정부의 개입여부 결정에 도움을 준다.

이 같은 유용성을 가진 비용분석은 지역의 보건관리자가 특히 관심을 가져야 할 분야의 하나인데, 다행히도 세계보건기구에서 이 책이 출간되어 번역할 수 있게 되었다. 지방자치시대를 맞이하여 적극적으로 지역주민에게 봉사하는 자신의 역할을 확장시키고자 하는 지역의 보건관리자들에게 이 책의 일독을 권하며, 의학·보건학을 공부하고 연구하는 학생과 학자들에게도 이 책의 사례들이 도움이 되길 바란다.

이 책이 나오기까지는 세계보건기구와 눌원문화재단의 지원이 가장 큰 역할을 하였다. 귀중한 저작을 번역하도록 허락해 준 세계보건기구와 재정적으로 지원해 준 눌원문화재단에 감사를 드리며, 이 책을 번역하고 감수한 실무자들과 어려운 가운데서도 출판을 맡아준 도서출판 한울의 직원 여러분께도 감사의 말씀을 전한다.

1996년 2월
서울의대 의료관리학교실
주임교수 신영수

목차

제2부 비용-효과분석

제3부 비용 자료를 기획에 이용하는 방법

모듈 10. 미래 비용 131

모듈 11. 재무분석 147

모듈 12. 관리 효율 152

서문

오늘날 여러 나라에서 보건부문은 심각한 자원 제약에 직면해 있다. 따라서 일차보건의료사업 관리자는 자원을 가능한 한 효율적이고 효과적으로 이용하여야만 한다. 자원을 잘 이용하려면 자원의 흐름을 확실히 알고, 자원이 보건의료서비스의 질과 업무수행에 어떠한 영향을 미치는지 잘 알고 있어야 한다.

이 입문서는 일차보건의료사업 관리자가 비용분석과 비용-효과분석을 이용하여 자원의 흐름을 정확히 이해하고 관리할 수 있도록 안내하기 위해 만들어졌다. 일차보건의료 담당자가 이런 문제를 잘 이해하고 있으면 서비스를 보다 공평하게 공급하는 중요한 단계를 거친 것이라고 할 수 있다. 일차보건의료서비스를 장기적으로 수행하려면 비용분석 및 비용-효과분석과 방법론을 포괄적으로 적용할 수 있어야 한다.

이 책은 보건의료발전에 참여하고 있는 세 국제기구가 협력하여 만든 결과로서, 다양한 보건사업에서 얻은 경험에 기초로, 워크숍과 현장검증과정을 거쳐 개발된 것이다. 앞으로 경험이 더 쌓이면 이런 지침노선은 계속 발전할 것이다.

세계 각국에서 일하는 많은 사람들이 이 입문서를 활용하여 비용문제를 보다 더 정확하게 이해하게 되고 일차보건의료가 강화되기를 바란다.

세계보건기구 사무총장
히로시 나카지마

감사의 말

이 입문서는 개발도상국의 보건사업 관리자가 참여한 워크숍과 현장검증을 거쳐 3년여의 기간에 걸쳐 만들어졌다. 국제연합 아동기금(UNICEF)에서 재정을, 아가칸(Aga Khan) 재단에서 기술을 지원하였고, 덴마크 국제개발기구는 워크숍을 지원하여 주었다.

비용분석과 연습문제의 준비에는 전문가팀이 참여하였다. 영국에 있는 런던 보건대학원(London School of Hygiene and Tropical Medicine)의 마가렛 필립스(Margaret Phillips)가 기초작업을 맡았고, 동 대학원의 바바라 맥패이크(Barbara McPake)가 대부분의 연습문제를 만들었다. 탄자니아 아루샤(Arushas)에 있는 동남아프리카 관리연구소(East and Southern African Management Institute)의 찰스 투베(Charles Thube)가 교재를 검토하고 분석하는 워크숍을 조직하였다. 미국 매사츄세츠 주 마운트 홀리요크(Mount Holyoke)에 있는 마운트 홀리요크 대학의 로버트 로버트슨(Robert Robertson)은 리스본, 포르투갈, 탄자니아의 아루샤에서 열린 워크숍에 참가한 30여 명의 보건관리자의 의견을 참조하여 이 교재를 만들고 다듬었다. 이 모든 사람의 인내와 협조에 감사를 드린다.

이외에도 이 분야의 이론과 실천에 큰 영향을 미친 보건사업 비용분석에 대한 주요 문헌들도 많은 참고가 되었다. 이들 중 일부는 이 책 말미에 있는 참고문헌 목록에 수록되어 있다.

서론

왜 비용을 연구하는가?

　사업 비용에 대한 자료를 수집하여 분석하면 다양한 일차보건의료 서비스에 관하여 유용한 정보를 얻을 수 있다. 이런 분석 자료가 있으면 사업을 지속하는 데 필요하다고 생각되는 재원의 규모를 알 수 있을 뿐 아니라, 일차보건의료를 제공하는 데 있어서 인력의 이용, 물자, 운송자원 및 기타 투입자원의 효율을 측정하는 데 도움이 된다. 이런 결과를 전체적인 사업이나 사업의 특정 요소에 적용시켜 볼 수도 있고, 이를 이용하여 특정 보건소나 진료소 및 서비스를 제공하는 기타 시설을 서로 비교할 수도 있다. 비용을 추정하면서 실제적인 비용 외에도 이용에 관한 추가 정보, 예를 들어 예방접종사업에서의 백신 소모량과 같은 정보도 얻을 수 있다.

　비용 자료를 한 사업의 포괄범위(coverage) 또는 한 특정 지역에 있는 대상 주민의 적용범위와 같은 사업의 성과에 관한 기존 정보나 쉽게 이용할 수 있는 다른 정보와 결부시키면, 투입/산출이라는 면에서 본 효율을 효과적으로 측정할 수 있다. 자원을 검토하면서 당해 보건사업이 어떤 사람들에게 도움이 되는지 미리 예측해 볼 수 있을 것이며, 이를 파악하면 보건계획의 형평성(공정성)에 관하여도 어느 정도 알 수 있을 것이다.

이 책에는 비용 자료를 이런 방식이나 다른 여러 가지 방식으로 이용하는 방법을 기술하고 있다. 실제로 자료를 수집하고 분석해 볼 수 있도록 연습문제도 마련하였다. 또 이 책에서는 중요한 비용 개념의 특징과 중요한 비용 측정 방법에 관한 지침 및 원하는 결과를 도출하는 데 필요한 자료 배열법과 전산작업 방법도 다루고 있다. 이 책의 독자들은 이 책 전체를 다 읽어도 좋지만, 단위 재무 비용(unit financial costs)에 관심이 있는 독자들은 제1부를 읽고, 비용회수(cost recovery)와 유지가능성(sustainability)이라는 문제에 관심이 있다면 제1부와 제3부를, 비용-효과분석의 도입에 관심이 있는 독자는 제1부와 제2부에 초점을 맞춰 읽으면 될 것이다.

누가 이 책을 이용할 것인가?

이 책은 일차적으로 국가, 지방(우리 나라의 광역자치단체 수준)과 지역(우리 나라의 시·군·구와 같은 기초자치단체 수준)에서 일하고 있는 사업관리자를 위한 것이지만, 어떤 보건의료 전문인이라도 이 책을 교재로 짧은 훈련을 받거나 또는 개인적으로 이 책을 읽으면 무언가를 얻을 수 있을 것이다. 보건소와 같이 서비스 제공 기관에서 일하는 직원들도 이 책을 참고할 수 있을 것이다. 보통 국가 차원이 아닌 지방이나 지역 차원에서는 비용분석이나 다른 경제적 측정을 무시하는 경향이 있는데, 이 책은 바로 지역보건관리관이나 기타 관리들을 주대상으로 삼고 있다. 일차보건의료 사업 관리에서는 지역사회가 가장 중요하다. 과거에 경제학에 관한 교육을 받은 보건기획자와 같이 높은 수준의 전문가들은 당연히 이 책의 지침을 잘 활용할 수 있을 터이지만, 과거에 경제학을 배운 적도 없고 경제학에 관하여 전문적인 지식을 갖지 않은 사람도 이 책을 읽는 데는 아무 문제가 없다.

이 책을 공부하고 연습문제를 풀어보고, 비용 연구를 몇 차례 하게 되면, 사업을 진행하면서 비용을 검토하고, 여기서 배운 것을 의사결정에 활용하려는 열정과 신념이 점차 커지게 될 것이다. 그리고 실제로 비용을 검토하여 의사결정에 활용하지 않으면 안되는 이유가 있다. 현재 경제사정이 악화되어 일반적으로 보건부문 자원이 점차 줄고 있는 나라가 많다. 이용할 수 있는 자원이 제한되어 있는 상황에서 비용을 분석하면 자원을 가장 잘 이용하는 데 도움이 될 것이다.

이 책은 어떻게 구성되었는가?

이 책은 제3부, 모두 12개의 모듈로 구성되어 있다. 제1부는 재무 비용을 소개하고, 보건의료서비스의 효과에 관한 입장을 제시하고 있다. 제2부는 재무 비용 이외의 다른 비용들을 설명하고, 비용-효과분석에서 사용되는 비용과 효과의 추정치를 비교한다. 제3부에서는 비용 자료와 비용-효과분석 자료를 기획과 관리에 이용하는 몇 가지 중요한 방법을 제시하고 이에 관해 논의한다. 마지막으로 각 모듈을 마친 후 풀어볼 연습문제가 있다.

제1부

단위 재무 비용

비용이란 무엇인가?

비용의 분류

한 보건사업의 비용을 추정하려면 사업의 구성요소(components)를 구분할 필요가 있다. 비용 요소(element)는 아래에 제시해 놓은 것처럼 몇 가지 방법으로 분류할 수 있다. 분류체계는 상황이나 문제에 따라 달라질 수 있지만, 다음 세 가지는 필수적인 요소이다.

- 특정 상황과 관련을 맺고 있어야 한다.
- 각 범주에 겹치는 부분이 있어서는 안된다.
- 한 분류체계는 모든 가능성을 다 포괄할 수 있어야만 한다.

경제학에서는 비용을 무언가(한 보건사업에서는 특정한 한 가지 보건의료서비스나 일련의 보건의료서비스)를 생산하는 데 사용되는 자원의 가치라고 정의한다. 일차보건의료사업에 사용되는 자원은 여러 가지 방법으로 기술할 수 있다. 예를 들어 설사성 질환 관리사업은 인력, 외부자금과 대중매체라는 자원을 이용한다고 기술할 수 있다. 이런 범주는 잘 정의되어 있고, 의미도 명확하다. 그러나 이런 방식으로는 사업에서 사용하는 자원을 제대로 알기 어렵다. 가장 큰 문제는 범주가 중복된다는 점이다. 외부자금으로 인건비를 지불하고, 대중매체 운영에 인력이 포함될 수 있다. 따라서 이런 세 가지 범주의 가치를 다 더하면 프로그램 전체 비용보다 더 커질 것이다.

위와 같은 범주를 이용하기 어려운 이유 중의 하나는 서로 다른 차원의 자원이 혼합되어 있다는 점이다. 즉 이 경우에는 활동('대중매체')이 자금원('외부자금') 및 물리적 투입('인력')과 뒤섞여 있다. 여기에는 몇 가지 분명히 다른 분류체계가 포함되어 있다. 가장 기본적인 투입 자원에서 시작하여 이들을 각각 분리하여 볼 필요가 있다. 투입 자원의 예로는 인력, 물자와 장비가 있다.

투입요소에 따른 분류

비용을 투입요소(input)에 따라 분류하는 것은 유용하며 널리 사용되고 있다. 이 분류법은 각 투입요소들을 차량, 인력, 장비와 같이 비슷한 특성을 가지고 있는 하나의 범주로 묶는 것이다. 이 체계를 잘 이용하면 아래와 같은 여러 가지 장점이 있다.

- 이 체계에는 몇 가지 처리가능한 범주가 포함되며, 이런 범주는 일반적이어서 어떤 보건사업에도 적용될 수 있다.
- 자원을 두 가지 중요한 범주로 구분한다. 즉 매년 규칙적으로 구매하여 사용하는 자원(즉 경상비용)과 건물, 차량과 장비와 같이 일 년 이상 지속적으로 사용하는 자원(즉 자본비용)이 그것이다.
- 차량, 장비와 건물에 대한 투자의 운영비(경상비)를 다른 것과 구분된 하나의 범주로 묶어 이에 주목한다.

어떤 분류법에서도 혼란을 피하기 위해 기본적인 정의를 내릴 필요가 있다. 예를 들어 한 가지 자원 군을 언급하는 데 하나 이상의 단어가 사용될 수 있다. 인력을 나타내는 말로 'manpower'와 'personnel'이 사용되고 있다. 두 번째로 세부 항목에 차이가 있다. 'personnel'은 다시 의사, 간호사, 행정가와 기술자로 나누어질 수 있다. 실제로 투입자원을 규명해보기 위해 162면에 있는 <연습문제 1A>를 풀어보도록 하자. 비용을 투입요소별로 분류하는 체계를 아래에 예시해 놓았다.

투입요소에 따른 비용의 분류

자본비용
- 차량: 자전거, 오토바이, 4륜 구동 자동차, 트럭
- 장비: 냉장고, 살균장치, 제조기계, 저울, 단위 비용이 미화 100달러 이상인 기타 장비
- 건물과 대지: 보건소, 병원, 학교, 관리사무소, 창고
- 일회적인 특별 훈련: 오직 한 번 또는 극히 드물게 벌이는 보건의료인력에 대한 훈련활동
- 일회적인 사회운동: 딱 한 번이나 극히 드물게 벌이는 캠페인

경상비용
- (모든 형태의)인력: 감독, 보건일꾼, 행정가, 기술자, 자문관, 임시노동자
- 물자: 약품, 백신, 주사기, 소규모 장비(단위 비용이 미화 100달러 미만)
- 차량의 운영 및 유지: 휘발유, 디젤유, 윤활유, 타이어, 예비 부품, 등록부, 보험료
- 건물의 운영 및 유지: 전기, 수도, 난방, 연료, 전화, 전송, 보험, 청소, 칠, 전기공급장치·전기기구·측연·지붕·난방의 수리
- 정기적인 훈련(예를 들어 단기의 현직훈련과정)
- 사회운동: 운영비
- 기타 위의 항목에 포함되지 않은 운영비

이 투입 범주 목록을 활용하여 163면에 있는 <연습문제 1B>를 풀어 보시오.

기타 분류법

비용분류법으로는 앞에서 설명한 것과 같이 자원을 투입요소로 기술하는 방법이 있다. 그러나 이것만이 유일한 방법은 아니다. 자원에는 다른 중요한 특성도 있다. 사업의 비용을 서술하고 측정하는 데 도움이 되는 특성에는 다음의 네 가지가 있다. 이런 특성들은 투입 체계보다는 중요도가 떨어지기 때문에 아래에 간략하게 설명하겠다.

기능/활동에 따른 분류

첫 번째 분류법은 자원을 사용되는 활동 또는 기능별로 분류하는 것이다. 예를 들어 모자보건사업에는 임산부에 대한 파상풍 예방접종, 산전진료, 분만 관리 및 아동에 대한 예방접종과 계체량 등 다양한 활동이 포함되어 있다. 이런 활동을 하려면 물리적인 투입요소가 필요하다. 예를 들어 아동의 체중을 재려면, 체중을 재고 결과를 기록하는 인력과 체중계·책상·차트·건물과 차량 등이 필요하다.

자원을 기능이나 활동별로 분류해 보기 위하여 163면에 있는 <연습문제 1C>를 풀어 보시오.

위의 모자보건활동에서는 단지 서비스 제공활동만 포함하였지만 이를 지원하고 보충하는 데 꼭 필요한 활동이 있다. 일반적인 보건사업에서는 다음과 같은 활동을 수행한다.

- 훈련
- 감독
- 관리
- 모니터와 평가
- 물자와 운송

일반적으로 기능적 요소를 규명하는 것은 비교적 쉽다. 그러나 사업의 일부분과 재원이나 실행 기관이 다른 기능들을 빠뜨리기가 쉽다. 예를 들어 보건부의 자금으로 사업을 벌이면서 보건부가 아닌 다른 곳에서 자금을 받아 사업을 홍보한다면, 이 부분을 빠뜨릴 수도 있다. 그리고 단지 한 가지 사업이 아니라 전체적인 보건부문을 볼 때, 예방사업이나 치료사업을 간과하거나 특정한 형태의 기관—병원, 보건소나 훈련기관—을 놓칠 수 있다. 일차보건의료에 있어서는 기관간의 구분, 특히 병원들 사이의 구분은 아마도 불필요할 것이다.

다양한 활동을 하는 사업의 비용을 추정할 때 또 한 가지 주의를 기울여야 할 사항이 있다. 각 활동마다 적당한 몫을 가질 수 있도록 각 활동에 자원을 분배하는 일이다. 각 활동에 맞는 인력을 배분하는 일이 특히 중요한 경우도 있다. 자원을 어떻게 분배할 것인가를 계산하는 방법은 <모듈 4>에서 다루고 있다.

수준에 따른 분류

자원을 나누는 또 다른 방법은 그 자원이 이용되는 수준에 따라 분류하는 것이다. 대부분의 보건사업에는 분명한 서열이 있다. 예를 들어 전국적인 사업에서는 어떤 자원은 중앙이나 전국 수준에서 이용되며, 다른 자원은 도나 시·군·구 지역에서 사용된다. 그리고 또 어떤 자원은 보건의료시설이나 지역사회, 마을이나 가구 수준으로 더 나누어진다. 당신은 중앙 수준이나 다른 어느 수준에서 책임을 지고 있거나 관여하고 있을 것이다. 여러 수준에 걸쳐 있는 곳에서는 각 비용분석 결과를 어느 수준으로 분류할 것인지 결정해야 한다.

재원에 따른 분류

재원(자원 제공자)은 또 하나의 아주 중요한 특성이다. 보건부나 다른 중앙정부 부서, 광역자치단체, 국제원조기구, 상호원조기구, 독립적인 비정부자선단체나 민간기구, 지역사회 집단 또는 개인 등이 자원 제공자가 될 수 있다.

원조기구에 대한 보고서를 비롯한 재무보고서나 국가 자금에 대한 지급요청서를 작성하려면, 사업 비용을 특정 활동이나 투입요소와 결부된 재원별로 분류하는 것이 좋다. 이런 자료가 있으면, 원조와 결부되어 전체 보건 지출이 증대되었는지 아닌지를 알 수 있는 외부 원조의 '승수 효과(multiplier effect)'를 추정할 수 있을 것이다. 이런 종류의 분류는 원칙적으로 상당히 단순한 것이다.

통화에 따른 분류

자원을 구매하는 데 필요한 통화의 형태는 자원 제공자와 밀접하게 관련되어 있다. 예를 들어 상호원조기구나 국제원조기구는 (수혜국의 국내 화폐가 아닌) 외화로 구매해야 하는 상품과 서비스를 제공해 주는 경우가 많다. 국내 화폐로 구입할 수 있는 자원과 외화가 필요한 자원을 구분하는 것은 외화(또는 태환화)가 부족한 개발도상국에서는 특히 중요한 문제이다. 원조기구로부터 자금을 받으면 외화 부족 문제는 쉽게 해결될 수도 있다. 그러나 원조기구가 무한정 지원할 수는 없을 것이기 때문에 결국은 정부가 외화를 부담하게 될 수도 있다는 것을 알아두어야 한다.

일반적으로 비용 연구에서는 인위적인 공식 환율로 인한 교환비율의 차이를 바로잡을 목적으로 공식 환율에 따라 계산한 추정액을 다시 조정한다. 따라서 자원을 통화 형태별로 분류한 다음 전문가의 조언에 따라 추정액을 조정하여야 한다. 통화 형태별 분류에 대해 더 자세히 알고 싶으면 164면에 있는 <연습문제 1D>를 보고, 외환(foreign exchange)에 대하여 더 알고 싶으면 <모듈 7>을 보시오.

환율이라는 주제를 다루게 되면 분류법의 문제뿐 아니라 다른 문제도 등장한다. 국내 화폐의 비용가치를 언제 어떻게 미국 달러와 같은 국제 통화로 전환시켜야 하는가? 비용 자료를 국내에서 이용할 경우, 이렇게 전환시킬 필요는 없다. 그리고 연구 결과를 자국통화(自國通貨, national currency)로만 기록하고 있는 연구도 있다. 그러나 사업 비용을 분석한 결과를 다른 나라의 사업 결과와 비교하려면, 국제 통화로 전환할 필요가 있다. 따라서 다른 기구－예를 들어 재무부나 중앙은행－의 경제 전문가나 관리와 상담하여 공식 환율을 적용했을 때 생기는 오류를 피해야 할 것이다.

결론

당신이 다루고 있는 비용분석에서 투입요소의 규모가 그다지 크지 않다면, 각 자원을 물리적인 투입 형태(범주)로 분류하거나 아니면 기능이나 활동, 자원이 이용되는 수준, 재원 또는 자원제공자, 그리고 통화라는 네 가지 부차적 분류법에 따라 기술하고 그 비용을 추정할 수 있을 것이다.

당신은 이렇게 여러 가지 특징별로 사업에 들어가는 자원을 파악하고 있어야 하며, 서로 다른 특성을 같은 목록에 섞어 놓지 말아야 한다. 그렇지 않으면 자원을 범주화할 때 문제가 생길 것이다. 예를 들어 당신이 인력(투입요소)과 대중매체(활동)를 같은 목록에 두고 있다면, 대중매체 활동에 참여하고 있는 사람은 어디에 분류하겠는가? 이 경우에는 어떤 항목은 두 번 포함되거나 또는 전혀 포함되지 않을 수도 있다.

자원을 투입요소에 따라 분류할 때도 특정 활동을 그 중의 한 항목으로 포함시킬 수 있다. 즉 특정 활동이 다른 활동과 재정적으로 그리고 행정적으로 분명히 분리되어 있다면, 그 활동을 투입요소별로 분류하지 않고, 그 활동의 전체 비용을 기록하는 것이 더 쉬운 방법일 것이다. 예를 들어 앞의 목록에 있는 훈련과 사회운동이라는 활동은 투입 범주로 취급된 것이고, 그 안에 인력·차량 등이 포함된다. 이렇게 활동을 투입의 한 범주로 넣으려면 한 활동에 필요한 자원(예를 들어 인력, 차량 등)은 모두 그 범주(예를 들어 훈련)에 들어가며, 인력·차량 등 다른 범주에 넣어서는 안된다.

이 모듈을 마치면서 주요 요점을 얼마나 이해하였는지 알아보기 위해 165면과 166면에 있는 <연습문제 1E>와 <연습문제 1F>를 풀어 보시오.

비용 자료의 이용

이 책의 서론에서는 비용 정보를 이용하는 방법을 소개하였다. 이 모듈에서는 비용분석 결과의 이용법에 대하여 이야기할 것이다. 앞으로 배우겠지만 비용분석은 책임을 완수하고 있는지 확인하는 데, 그리고 다른 목표를 달성하고 사업의 효율성을 판단하고 증진시키는 데 도움이 될 수 있다.

책임 – 경과의 추적

공무원이나 비정부기구의 직원들은 고용주에게 사업을 수행하면서 사용한 비용이나 이용한 자원에 대해 책임을 지며 고용주들은 보통 대중에 대해 책임을 진다. 이 책임과 의무를 다하려면 다음과 같은 것을 하여야 한다.

- 이용할 수 있는 재정을 어떻게 사용하였는지 파악한다.
- 관리하는 돈이 계획대로 지출되었다는 것을 보장한다.

즉 이 모든 것은 단순한 가계 재정과 같다. 그러나 그 결과를 알지 못하면 유감스러운 결과가 발생할 수도 있다. 아무도 예산이 더도 덜도 아니고 정확히 사용되고 있으며, 정당하게 사용되고 있다고 **가정할** 수 없다. 정부나 민간조직은 대부분, 자금의 낭비와 오용을 방지하는 기전을 가지고 있다. 예상의 집행에 관한 사항을 정확히 알고 있으면 지역이나 사업 수준에서 주민들에게 필요한 몇 가지 유용한 일들을 더 할 수 있다.

사업의 지출 경과를 추적하고 낭비와 오용을 최소로 줄이기 위하여 사업에 있는 일종의 회계 기전을 고려해 보라. 이런 기전 중에서 어떤 것이 잘 작동하며 어떤 것이 잘 작동하지 않는 것처럼 보이는가? 지금부터 예산을 보는 법에서 시작하여 책임을 달성하도록 도와주는 몇 가지 특수한 단계를 보여주려고 한다.

전체적인 사업 예산은 곧 자원의 이용 방법에 대한 지침이기도 하다. 예산은 일반적인 면에서 여러 가지 투입과 활동에 얼마나 많은 돈이 지출되어야 하는가를 기술한 문서이다. 예산은 정해진 기간(보통은 일 년이고 더 긴 기간일 때도 있다) 동안의 지출 계획을 기술하고 있다.

예산에 적혀 있는 계획은 무시할 수 없다. 만약 예산에 가깝게 집행하지 못한다면, 상당히 심각한 문제가 발생하게 될 것이다. 만약 지출이 예산을 초과하면, 추가 자원이 있어야 하는데, 이를 얻으려면 시간이 걸릴 수 있고, 불만이 발생될 소지가 있다. 그리고 만약 추가 자원을 구하지 못한다면, 사업의 효과가 크게 떨어질 수도 있다. 예를 들어 말라리아 사업에서 약을 살 수 없다면, 말라리아를 관리할 수 없을 것이다.

예산 총액을 다 소비하지 않은 경우에도 문제가 생길 수 있다. 재무부나 예산 배분을 담당하는 부서에서, 요청한 자원을 모두 사용할 수 없을 것이라는 가정하에 자동적으로 다음 해의 예산을 축소할 수 있다.

이런 이유로 인해 예산안에 따라 지출이 이루어지는 것이 바람직하며, 따라서 연간 지출의 경과를 추적해볼 필요가 있다. 이런 과정을 통해 특정 항목에 대한 지출이 너무 늦거나 예산이 너무 빨리 소비되는 것을 알게 되었다면, 예산과 지출이 크게 어긋나기 전에 적절한 행동을 취할 수 있다. 그리고 과거의 경험에서 몇 가지 지침을 얻을 수도 있을 것이다. 예산과 지출의 균형이 전 해보다 더 나아졌는가 아니면 더 나빠졌는가?

예산과 지출이 맞지 않는 이유는 몇 가지 있다. 먼저 예산이 제대로 작성되지 못했기 때문이다. 아마도 이는 어떤 특정 목표를 달성하는 데 필요한 자원을 제대로 파악하지 못하여 그 목표를 달성하는 데 필요한 자원을 충분히 마련하지 못했기 때문일 것이다. 이것은 전체 배분이 부적절하기 때문이거나 아니면 분배된 자원이 제대로 분포되지 못했고(예를 들어 임금부분이 너무 많고 자동차 연료로 사용할 부분은 모자라는 경우), 예산을 유연하게 집행하지 못하였기 때문일 것이다. 이유야 어찌됐든 관리자는 부적절한 자원으로는 과도한 목표를 달성할 수 없다. 관리자가 예산을 작성하지 않는다 해도 예산안에 대해 의견을 말할 기회는 있기 때문에, 이런 상황은 관리자 자신의 실수로 생긴 경우가 많다(<모듈 10>에서는 적절한 예산을 준비하는 절차에 대해 논의하고 있다).

사업 자체가 제대로 실행되지 못하고 있을 때도 예산과 지출이 맞지 않을 수 있다. 이 경우 자원은 낭비되거나 비효율적으로 이용되고, 심지어 다른 데 전용되기도 한다. 마지막 이유로는 국내 통화의 급격한 절하, 주요 투입자원의 가격 상승 또는 국가적 재난과 같은 예기치 못한 변화를 들 수 있다.

예산과 지출이 맞지 않는 이유를 규명하려면 먼저, 사업의 지출을 세밀히 검토할 필요가 있다. 무엇보다도 먼저, 주요 투입 범주를 살펴보아야 한다. 예를 들어 인력에 대한 지출이 예산에 있는 액수보다 더 많아졌으면, 임금인상률이 예상보다 훨씬 더 높아진 것이 그 이유일 수도 있다. 또 장비에 대한 지출이 줄어들었으면, 특정 장비를 수입하는 데 문제가 있었거나 외환 부족이 그 이유이거나 아니면 운영하는 차량의 수에 비해 연료비가 적게 책정되어 있기 때문일 수도 있다.

예산이 기능(활동)별로 분류되어 있다면 각 기능별 예산도 같은 방식으로 분석할 수 있다. 전체 예산이 초과 또는 과소 지출된 이유가 어떤 특정한 기능(예를 들어 훈련) 때문인가? 이 외에도 서로 다른 수준(국가, 광역자치단체, 기초자치단체)별, 재원별, 또는 통화별로 분리된 예산을 작성할 수도 있다. 이런 식으로 예산을 검토하면 다음 해에 상황을 개선시키기 위해 어떤 부분에 주의를 기울여야 하는지 알 수 있을 것이다.

즉 예산안과 실제 지출이 제대로 맞지 않을 때 그 상황을 해석할 수 있는 방법은 많다. 170면에 있는 <연습문제 2A>를 풀어 보면 이런 부조화를 해석하고 고치는 방법을 배울 수 있다. 연습문제를 다 푼 다음 이 지점으로 다시 돌아오시오.

효율의 측정

한 보건사업이나 서비스 제공단위가 주어진 자원을 이용하여 보다 좋은 효과를 보이면, 그 사업은 효율적이라고 할 수 있다. 비용과 효과의 자세한 내용은 뒤에 나오는 모듈에서 다루고 있다. 이 장의 목적

은 보건담당 관리자가 아주 단순한 형태의 비용자료를 검토하여 효율
을 판단할 수 있도록 하는 것이다. 이 비용자료는 각 투입항목별 절대
가치와 전체 비용의 백분율을 보여주는 '자금사용 내역서(cost pro-
file)'에 기초하고 있다(전체를 행위별 또는 수준별로 분류하는 유사한
내역서도 만들 수 있다). 아래에 자금사용 내역서의 사례를 들어 놓았
다.

투입	연간 비용(통화)	전체 비용에서 차지하는 비율(%)
자본재		
차량	5,000	10
장비	5,000	10
건물, 공간	5,000	10
일회적인 훈련	0	
일회적인 사회운동	0	
자본재 합계	15,000	30
경상비		
인력	20,000	40
물자	5,000	10
차량의 운영 및 유지	5,000	10
건물의 운영 및 유지	1,000	2
정기적인 훈련	0	
정기적인 사회운동	0	
기타 운영비	4,000	8
경상비 합계	35,000	70
합계	50,000	100

이 자금사용 내역서는 연관된 두 가지 방법으로 사용할 수 있다. 첫
째로, 자금사용 내역서를 보고 앞으로 효율을 연구할 때 어떤 범주에
초점을 맞추어야 하는지를 파악한다. 비용 범주가 크면 클수록 절약
할 수 있는 잠재력도 크기 때문에 더 많은 주의를 기울여야 할 것이

다. 예를 들어 위의 표에서 인력 비용을 어느 정도 줄일 수 있다면 다른 항목을 그와 비슷한 비율로 줄이는 것보다 전체 비용에 큰 영향을 미칠 것이다. 인력 비용을 20% 줄이면 전체 비용은 8%(40%의 20%) 줄어들지만, 자본재 투입인 차량을 20% 줄여봤자 전체 비용은 겨우 2%(10%의 20%)밖에 줄지 않는다. 또 범주의 상대적 크기를 보고 그 비용을 추정하는 데 어느 정도의 노력을 하여야 하는지를 판단한다. 그러나 이 경우에는 신중하게 생각해 보아야 한다. 비용을 가장 많이 절약할 수 있는 투입 항목이, 반드시 줄여야 할 항목은 아닐 수도 있다. 그 항목은 이미 가장 효율적으로 사용하고 있는 것인지도 모른다. 따라서 그 항목의 비용을 줄이면 결과에 아주 나쁜 영향을 미칠 수도 있다. 그리고 어떤 항목이 효율적으로 사용되고 있지 않더라도, 그 항목을 변화시키기는 매우 힘든 경우도 있다. 예를 들어 임금은 매우 중요한 투입 항목이고, 적절히 이용되지 못하고 있다고 해도 단기간에 직원의 구성을 바꾸기는 어려울 것이다. 그러나 이처럼 제한점이 있기는 하지만, 사업의 효율을 연구하려면 주요한 투입 항목을 규명하는 것에서부터 시작하는 것이 좋다.

자금사용 내역서를 활용하는 두 번째 방법은 규모가 비슷한 기관의 내역서를 비교하는 것이다. 비슷한 기관은 비슷한 자금사용 내역서를 가질 것이라고 가정할 수 있다. 이 기관은 다른 보건소나 다른 기초자치단체가 될 수 있을 것이다. 비슷한 기관의 자금사용 내역서에서 큰 차이가 난다면 그 항목을 좀더 조사해 보아야 할 것이다. 차이가 아주 크다면 효율을 올리기 위하여 몇몇 기관의 구조를 바꿀 수도 있을 것이다. 즉 어떤 행동이 적절한지 확실히 결론짓기 전에 자금사용 내역서의 차이 뒤에 숨겨져 있는 이유를 찾아내기 위한 연구가 더 필요하다는 것이다.

172면에 있는 <연습문제 2B>는 지역의 자금사용 내역서를 비교하는 방법에 관한 것이다. 문제를 다 푼 다음 효율 증대를 촉진할 수 있는 정책 등 몇 가지 해결책을 생각해 이 장으로 다시 돌아오시오.

<연습문제 2B>에서 제시하고 있는 보건소간 약품 가격의 차이는 여러 가지 이유로 설명할 수 있다. 첫 번째 설명은 약품비를 많이 지출하는 보건소의 경우 직원이 약을 과도하게 처방하기 때문(불필요한 약을 처방하거나 필요한 양보다 더 많이 처방하거나 아니면 필요한 약보다 더 비싼 약을 처방하는 등)이라는 것이다. 그렇지 않으면 이 보건소에서는 보관에 문제가 있거나 또는 도둑을 맞아 소모율이 높을 수도 있다. 그 보건소의 약품 목록과 저장 시설, 그리고 치료 기록을 보면 이 중의 어떤 것이 문제인지 알 수 있을 것이다. 이런 문제를 고치려면 처방과 약품 관리를 개선하여야 할 것이다.

두 번째 설명은 지출 비율이 높은 보건소가 비효율적이어서 약품 지출에 차이가 나는 것이 아니라는 것이다. 즉 다른 보건소들이 효율적이어서 지출 비율이 낮은 것이 아니고, 약을 규칙적으로 공급받지 못해서 환자들을 적절히 치료할 수 없기 때문에 이런 결과를 낳은 것이다. 약품 목록을 검토해 보면 이 설명이 맞는지 금방 알 수 있을 것이다. 이 문제를 적절히 해결하려면 다른 보건소에 제때에 약품을 공급해 줄 수 있는 방안을 강구하여야 할 것이고, 따라서 보건소 차원을 넘어선 활동이 필요하다.

세 번째 설명은 질병 양태나 약품운송비 또는 담당 주민의 규모가 다르다는 점이다. 상황이 이렇다면 왜 한 보건소에서 상대적으로 약품비 지출이 높은지를 설명해 줄 수 있을 것이다. 따라서 비용의 차이는 상황 때문에 나타난 것이라고 인정할 수 있고, 이 경우에는 효율을 증가시키기 위해 할 수 있거나 해야 할 일은 거의 없을 것이다.

이 분석 방법은 보건소와 같이 한 지역 안에 있는 서비스 제공기관은 모두 자금사용 내역서를 준비할 필요가 있다는 점에 초점을 맞춘 것이었다. 그뿐 아니라 각 지역마다 사업 내역서를 작성할 필요가 있다. 어떤 사업이 여러 지역에 걸쳐 있다면 각 지역의 내역서를 모두 더하면 전체 사업을 총괄하는 내역서가 될 것이다. 이것은 상당히 힘든 일처럼 보이지만 사실은 그렇게 어렵지는 않다. 효율이 높아지면 혜택이 커지고 주민의 건강이 더 나아지게 될 것이므로 그 정도의 노력을 들일 만한 가치는 충분하다.

효율을 올리기 위하여 비용분석을 이용하는 방법은 내역서 외에도 여러 가지가 있다. 비용을 분석하면 평균(단위)비용, 예를 들어 보건소를 방문한 환자 일인당 비용이나 예방접종사업에서 한 단위의 백신의 비용도 쉽게 계산할 수 있을 것이다. '특별한 사례'—즉 아주 높거나 낮은 비용을 지출한 보건소—를 연구하면 좋은 정책을 만들어 낼 수도 있을 것이다. 이 책 후반부에 평균비용을 추정하고 실제로 그 결과를 적용시키는 사례를 제시해 놓았다.

형평성의 측정

형평성(equity)은 공정성(fairness)을 뜻한다. 예를 들어 필요한 모든 사람이 보건의료서비스를 동등하게 이용할 수 있으며 이용하는 것을 말한다. 보건의료자원의 분배는 형평성을 알 수 있는 가장 중요한 지표이므로 형평성에 대해 분석할 때는 맨 먼저 이를 검토하여야 할 것이다. 한 지역이 다른 지역보다 사업비용을 두 배 이상 지출하고 있다면 형평성의 면에서 자원의 균형을 개선해야 할 사례가 될 수 있다.

물론 전체 비용만으로는 그다지 도움이 되지 않는다. 비용을 주로 결정하는 요인 중 하나는 대상 주민의 수이다. 어떤 지역에서 다른 지역보다 더 많은 자원을 사용하는 이유가 단순히 더 많은 사람들에게 서비스를 제공하기 때문일 수 있다. 따라서 일인당 지출 비용(즉 전체 비용을 대상 인구집단의 인구 수로 나눈 비용)을 측정하는 것이 더 좋은 방법이다. 보건의료서비스의 형평성을 분석할 때, 정부의 다른 사업, 비정부기구나 다른 민간제공자들의 일차진료와 같이 다른 조직이 제공한 서비스도 고려할 필요가 있다.

서로 다른 기관이나 지역에서 서비스를 제공받은 사람들을 서로 비교하는 것도 좋은 방법이다. 도시와 농촌, 또는 소득 수준별로 비교해 볼 수 있을 것이다. 또 인종이나 주민 집단간 일인당 지출의 차이를 비교해 보아도 좋을 것이다.

173면에 있는 <연습문제 2C>는 일차보건의료 활동의 형평성에 대해 판단할 수 있는 좋은 자료이다. 그 연습문제를 다 푼 다음 지역간의 차이를 고려하여 마지막 문제의 답을 생각하면서 이 곳으로 되돌아오시오.

어떤 두 지역에서 담당 인력 일인당 지출이 큰 차이를 보인다면, 그 이유를 여러 가지로 설명할 수 있을 것이다. '가' 지역의 일인당 비용이 '나' 지역보다 훨씬 높다고 가정해 보자. 다음과 같은 것들이 그 이유가 될 수 있을 것이다.

- 당국은 서비스를 공평하게 제공하기 위하여 '가' 지역에서 일인당 비용을 더 많이 지출하였다. 왜냐하면 '가' 지역은 주민들이 멀리 떨어져 있고 지형이 험하여 '나' 지역과 같은 정도의 서비스를 제공하려면 비용이 더 많이 들기 때문이다.

- 당국은 서비스를 공평하게 제공하는 것을 목적으로 하고 있다. 그러나 '가' 지역에서는 소모가 많아 서비스의 비용이 올라갔다.
- 당국은 두 지역 모두에게 똑같이 좋은 건강 수준을 보장하려고 시도하고 있다. (지세, 고용 형태, 유전적 요인, 연령 구조 등으로) '가' 지역의 주민들이 '나' 지역에 사는 사람들보다 건강 수준이 낮기 때문에 '가' 지역에 더 많은 보건시설이 필요하고 일인당 서비스도 더 많이 필요하다.
- 당국은 건강 수준이 가장 많이 향상될 수 있는 투자를 하려고 하기 때문에 '가' 지역에 인구당 자원을 더 많이 투입하였다. 왜냐하면 거기서 서비스를 제공하는 것이 더 싸거나 아니면 주민들의 건강 수준이 더 낮기 때문이다.
- '가' 지역에서 강력한 영향력을 가지고 로비를 벌이는 데 당국이 이에 취약하다. '가' 지역과 '나' 지역간에 주민이나 지형에서 큰 차이는 없지만 '가' 지역이 정치적으로 중요한 지역이기 때문에 보건의료자원을 더 많이 끌어들였다.

어떤 행동을 취하기 전에 이런 설명 중에서 어떤 것이 맞는지 결정하는 것은 무척 중요하다. 앞의 3가지 설명이 받아들일 만하다고 고려할 수도 있다. 그러나 아마도 정치적인 배경에 따른 차별에 대항하거나 어떤 지역에는 서비스 제공이 어렵기 때문에 차별하는 것을 바꿔 보고 싶을지도 모른다.

이 모듈의 마지막 절('지출자료 분석표')에서 지리적 형평성을 판단할 수 있는 지역 자료를 표로 제시하였다.

우선순위 측정

적어도 예방접종확대사업(Expanded Programme on Immuni-zation)과 같은 특별한 목표를 가진 수직적 보건사업의 경우에는, 한 사업에 부과된 국가적 우선순위에 따라 그 사업에 투여하는 자원의 가치가 달라진다. 따라서 당신이 수행하는 사업의 지출수준을 다른 사업과 비교하여 보는 것이 좋을 것이다. 지출수준과 사업의 우선순위와의 관련성을 알면, 앞으로의 자금에 관한 협상에서 이런 조사 결과를 활용할 수 있을 것이다. 이 때 고려해야 할 점들은 다음과 같다.

- 당신이 수행하는 사업에서 일인당 정부 지출은 얼마인가?
- 다른 사업의 일인당 정부 지출 수준과 비교하여 어느 수준인가?
- 지난 해에 당신이 수행하는 사업의 일인당 지출은 증가하였는가, 아니면 감소하였는가? 그리고 그 이유는 무엇인가?
- 정부의 전체 보건의료비 지출 중에서 당신이 수행하는 사업이 차지하는 비율은 얼마인가? 시간이 지남에 따라 이것이 증가하고 있는가, 감소하고 있는가?(이 질문에 답하려면 도움이 필요할 것이다).

이 질문에 대한 답은 전체적인 정부의 보건사업에서 당신이 담당한 사업이 차지하고 있는 우선순위와 관련되어 있을 것이다. 정부 사업의 우선순위는 기획 문서와 정책 지침에 나와 있다. 당신의 사업을 지원하는 다른 비정부기구에게도 이런 질문을 던져 보고, 비정부기구가 '그들이 말한 대로 돈을 쓰도록' 권유할 수 있다.

비용 추정

기존 사업에 지출하는 비용은 앞으로 들어 갈 비용을 판단하는 중요한 참고자료가 될 수 있다. 올해 지출한 내용이 내년에 지출할 필요를 결정하는 데 영향을 미칠 것이다. 특히 자본재를 구입하였다면 앞으로 이 자본재 항목과 관련된 경상비가 지속적으로 필요하다는 것을 의미한다. 자본재 항목과 그와 관련된 운영·유지비 사이의 관계를 파악하면, 앞으로 사업을 벌이는 데 필요한 재정을 추정하는 데 도움이 될 것이다.

또 특정한 종류의 사업 비용을 알면, 이를 근거로 앞으로 비슷한 사업을 벌일 경우 어느 정도의 비용이 들지 추정할 수 있을 것이다. <모듈 10>에서는 앞으로의 사업비용을 추정하는 방법과 결과를 이용하는 방법을 비롯하여 응용방법에 대해서 자세히 설명하고 있다.

비용회수의 고려

한 나라에서 보건의료 재원의 하나로 본인부담금(환자나 환자를 지원하는 기관에 부과하는 금액) 도입을 고려하고 있다면 반드시 알아야 하는 정보의 하나가 바로 한 보건의료서비스나 보건사업의 비용이다. 본인부담금을 도입하는 목표는 약품비나 경상비 또는 서비스 전체 비용을 회수하려는 것일 것이다. 예를 들어 요금을 받아 지역의 경상비를 충당하려고 한다면, 그 지방의 단위 서비스당 평균 경상비를 가격 결정의 지침으로 사용할 수 있을 것이다.

특히 정책결정자가 한 사업의 경상비보다 더 많은 비용을 회수하려

고 한다면, 본인부담금이 서비스 수요에 미치는 영향도 고려할 필요가
있다. 수요가 감소된다면 수혜자 일인당 평균비용이 증가될 것이다(전
체 비용의 일부분만을 회수하는 것이 목표라고 해도 요금을 받으면
서비스 수요량이 영향을 받을 것이다).

　물론 환자의 진료비 지불능력에 관한 형평성도 감안하여야 한다.
이것을 측정하는 것은 비용추정보다 훨씬 어려운 과제일 수도 있다
(이 점에 대해서는 <모듈 11>에서 더 검토한다).

지출자료 분석표

　지금까지의 내용을 요약하고 결론을 내리기 위해 몇 가지 표와 연
습문제를 제시한다. 효율, 효과와 우선순위를 판단하고, 앞으로의 비
용을 추정하고 비용회수율을 고려한 결과를 이용하여 기존의 사업 비
용을 분석하는 데 이 표가 도움이 될 것이다(174면에 있는 <연습문
제 2D>에도 이 표에 따른 문제가 있다). 각 표마다 몇 가지 중요한
문제를 제시하였다.

　다음의 표와 문제들은 지역(지역사회) 차원의 일차보건의료 활동에
관한 것이므로 다차원적인 사업이나 국가적인 사업에서 이용하는 항
목은 빠져 있으며 재원과 같은 특정 항목은 약간 다를 수 있다. 그렇
지만 표에 있는 일반적인 분석방법은 지역 관리자 및 기타 인력에게
도움이 될 수 있을 것이다.

<표 2-1> 예산과 지출의 비교

투입	예산 (통화)	지출 (통화)	자금사용 내역서 (예산 대비 지출%)
자본재 차량 장비 건물, 공간 일회적인 훈련 일회적인 사회운동			
자본재 합계			
경상비 인력 물자 차량의 운영 및 유지 건물의 운영 및 유지 정기적인 훈련 정기적인 사회운동 기타 운영비			
경상비 합계			
합계			

전체 지출이 예산 안에서 이루어졌는가? 전과 비교하여 예산과 지출의 균형이 더 나아졌는가?

어떤 투입 항목이 과다하게 지출되었고, 어떤 항목이 과소지출되었는가?

자본재 지출은 전체 지출의 몇 퍼센트를 차지하는가? 이 자본재 지출에 대한 경상비는 얼마인가?

어떤 투입 항목의 지출이 가장 많은가?(이 항목이 앞으로의 효율 연구의 초점이 되어야 한다)

다른 사업과 비교하여 일인당 지출이 어느 정도인가? 이것은 명시된 우선순위에 맞는 것인가?

<표 2-2> 지원체(기여자)별 지출

투입	원조기구		보건부		정부의 다른 부서		전체	
	통화	%	통화	%	통화	%	통화	%
자본재 차량 장비 건물, 공간 일회적인 훈련 일회적인 사회운동								
자본재 합계								
경상비 인력 물자 차량의 운영 및 유지 건물의 운영 및 유지 정기적인 훈련 정기적인 사회운동 기타 운영비								
경상비 합계								
합계								

전체 비용의 몇 퍼센트를 원조기구에서 받았는가? 이 분율은 전년에 비해 어떻게 변화하였는가?

투입 항목 중에서 외부의 원조기구에 의존하는 비율이 높은 것은 어떤 항목인가?

<표 2-3> 통화형태별 지출

통화 투입	원조기구		보건부		정부의 다른 부서		전체	
	통화	%	통화	%	통화	%	통화	%
외국환 자본재 경상비								
합계								
국내 통화 자본재 경상비								
합계								
총합계								

전체 지출에서 외국환이 차지하는 비율은 얼마인가?

어떤 기여자가 외국환을 가장 많이 제공하는가?

자본재와 경상비 중에서 어느 것이 더 외국환에 의존하고 있는가?

<표 2-4> 기능(활동)별 지출

투입	훈련		관리		제공		교육		전체	
	통화	%	통화	%	통화	%	통화	%	통화	%
자본재 차량 장비 건물, 공간 일회적인 훈련 일회적인 사회운동										
자본재 합계										
경상비 인력 물자 차량의 운영 및 유지 건물의 운영 및 유지 정기적인 훈련 정기적인 사회운동 기타 운영비										
경상비 합계										
합계										

어떤 기능이 과대/과소 지출되었는가?

어떤 기능이 가장 자본집약적인가(즉 자본재 투입에서 높은 비율을 차지하였는가)?

어떤 기능에 가장 많이 지출되었는가?

효율을 개선할 여지가 가장 큰 영역은 어떤 기능인가? 그 이유는 무엇인가?

<표 2-5> 수준별 지출

투입	국가 행정		지방 행정		지역 행정		보건소		병원		전체	
	통화	%	통화	%	통화	%	통화	%	통화	%	통화	%
자본재 차량 장비 건물, 공간 일회적인 훈련 일회적인 사회운동												
자본재 합계												
경상비 인력 물자 차량의 운영 및 유지 건물의 운영 및 유지 정기적인 훈련 정기적인 사회운동 기타 운영비												
경상비 합계												
합계												

어떤 수준에서 가장 많은 비용을 지출하는가?

자본재 지출이 가장 많은 수준은 어떤 수준인가?

<표 2-6> 지역*별 지출

투입	지역 1		지역 2		지역 3		지역 4		전체	
	통화	%	통화	%	통화	%	통화	%	통화	%
자본재 차량 장비 건물, 공간 일회적인 훈련 일회적인 사회운동										
자본재 합계										
경상비 인력 물자 차량의 운영 및 유지 건물의 운영 및 유지 정기적인 훈련 정기적인 사회운동 기타 운영비										
경상비 합계										
합계										

* 지역 대신 한 지역 또는 한 사업 안에 포함되어 있는 보건소나 다른 보건의료 제공기구와 같은 다른 분류도 이용할 수 있다.

지역이 예산을 보유하고 있다면, 어떤 지역이 과다하게 지출하고 어떤 지역이 적게 지출하였는가?

자금사용 내역서에서 큰 차이를 보이는 지역이 있는가? 그 이유는 무엇인가?

어떤 지역 안에서 일인당 지출이 가장 적은가? 그 이유는 무엇인가?

연구의 기획

　<모듈 1>에서는, 한 보건의료서비스의 비용은 그 서비스를 산출하는 데 사용된 투입 자원의 가치라고 정의하였다. 이 책에서는 지금까지 한 투입 자원의 비용은 그 자원을 사용하는 데 필요한 지출액수와 같은 것으로 보았다. 그러나 실제 경제적 비용(<모듈 7>을 보시오)을 산출하려면 추가정보를 가지고 실제 지출액수를 조정하고 보완할 필요가 있다. 그렇지만 이 장에서는 여전히 지출액수에 초점을 맞춘다. <모듈 2>에서, 비용으로 계산되는 것은 단순히 예산에 책정된 값이 아니라 실제 지출이라고 했던 것을 여기서 다시 한 번 강조하는 것이 좋을 듯하다. 이 모듈에서는 비용 연구의 범주를 기획하고 자료 수집 단계에 필요한 정보원을 찾기 위한 지침을 제공할 것이다. 자료 수집에 관해서는 비용 계산 방법을 논의하는 <모듈 4>에서 더 자세히 다룰 것이다.

비용분석의 범위

　비용을 측정하기 전에 먼저 비용을 계산하고자 하는 서비스나 사업의 범위를 확실히 결정하여야 한다. 비용을 계산하려는 것이 무엇인지 분명히 하려면 <모듈 1>에서 제시한 목록을 점검표로 이용하는 것이 좋다. 먼저 사업에 포함된 기능(활동)을 모두 찾아내어 기록하고, 어느 기능을 제외시킬지 정한다. 먼저 당신이 이 과정을 거친 다음, 사업자금 조달자와 함께 이 과정을 다시 한 번 거치고, 당신의 사업이 여러 수준에 걸쳐 있다면 다른 수준에서도 같은 과정을 거친다. 이렇게 기능, 수준 및 자금조달자와 함께 정리한 내용 안에서, 서비스를 산출하는 데 사용되는 물리적 투입 자원의 형태를 상세히 기록하라. 될 수 있으면 <모듈 1>과 <모듈 2>에 기술된 범주를 사용하여 모든 투입요소를 명기하여야 한다. 일반적으로 비록 몇 가지 이유 때문에 배제하는 것이 더 적절하더라도, 기능·수준과 재원의 면에서 가능한 한 포괄적으로 분석하는 것이 좋다. 예를 들어 한 지역(즉 특정한 수준)의 영양 사업 중에서 정부(즉 특정한 기여자)가 부담하는 교육(즉 특정한 기능)비만 알고 싶을 수도 있다. 그러나 이렇게 되면 분석에 분명한 한계가 지어진다.

비용분석의 범위는 당신이 어떤 문제를 알고자 하는가에 따라 정해질 것이다. 그리고 당신이 알고자 하는 문제는 당신의 책임 범위와 사업 환경에 의해 결정될 것이다. <모듈 9>에서는 비용-효과를 알기 위해 비용 연구의 범위를 어느 정도로 잡아야 하는가를 결정하는 방법에 대하여 좀더 자세히 설명하고 있다.

기간의 결정

보통 1년 동안 지불된 비용을 측정한다. 인력과 제공된 서비스에 대한 지출과 같은 대부분의 관련 자료도 1년 단위로 기록되어 있다. 1년 단위로 측정하면 계절적인 요인으로 생길 수도 있는 측정결과의 오차를 피할 수 있다. 그러나 새로운 사업을 계획하기 위해 정보를 얻으려고 하는 경우나 연구 기간이 한정되어 있을 때는 1년 미만의 기간을 선택할 수도 있다. 1년 미만의 기간 동안에 사용한 비용을 연구할 경우에는, 아마도 이 분야에 정통한 사람들의 도움을 받아 오류를 피할 방법을 찾는 것이 좋을 것이다.

연구자료를 구할 때, 가능하면 이용할 수 있는 자료 중에서 가장 최근의 자료를 선택하여야 한다. 너무 오래된 자료에는 중요한 정보가 들어 있지 않을 수 있고, 반대로 너무 최근 자료를 선택하면 통상적으로 수집되는 통계가 아직 정리되지 않아 이용할 수 없을지도 모른다.

비용-효과분석을 할 때, 효과에 관한 자료를 이용하는 데는 제한점이 있다는 것을 알아야 한다. <모듈 5>와 <모듈 9>에서는 자원을 투입한 즉시 효과가 나타나는 것만 측정하도록 권고하고 있기 때문에, 보통은 동일한 기간의 비용과 효과 자료를 수집할 수 있을 것이다(이 규칙에는 예외가 있을 수 있다).

때때로 회계년도(일상적으로 지출자료가 요약되는 기간)와 우리가 보통 사용하는 연도(즉 1월 1일부터 12월 31일까지: 효과 통계가 모아지는 기간)가 일치하지 않을 수 있다. 만약 그렇다면 월별 비용 자료나 효과 자료가 있는지 보고, 그것이 있다면 월별 효과 자료를 모아 회계 연도, 또는 통상 연도별 지출 특징을 만들어 낼 수 있을 것이다. 그러나 연도별 통계를 월별로 나눌 수 없다면 기간이 약간 다른 비용과 효과 자료를 이용할 수밖에 없다.

표본의 선택

　서비스 제공 기관이 많고 여기저기 흩어져 있는 사업(예를 들어 여러 보건소를 통해 운영되는 지역이나 국가 차원의 일차보건의료사업)에서는 비용을 완벽하게 측정하지 못할 수도 있다. 일상적으로 수집되는 통계자료로는 비용분석을 할 수 없어 누군가가 각 단위를 직접 방문해야만 정확한 자료를 구할 수 있다면, 정확한 비용을 측정할 수 없다는 것은 확실하다. 한 보건소 내에서도 투입 내용을 모두 측정할 수 없을 수도 있다. 예를 들어 한 사업의 참여자가 그 사업에 어느 정도의 시간을 투여하였나를 알기 위해서 1년 내내 직원들의 움직임을 모니터하는 것은 실제로 불가능하다. 따라서 전체 모집단에서 표본을 뽑을 필요가 있다. 통계학에서 일반적으로 가능한 모든 관찰의 총합을 '모집단'이라고 부른다. 예를 들어 이것은 1년 365일, 지역에 있는 모든 보건소, 대상 집단에 있는 잠재적인 환자가 포함된다. 이 때 표본을 추출하는 근거가 분명해야 한다. 원래의 모집단에서 어떤 단위를 의도적으로 배제하였다면 배제의 이유와 특징을 기술하여야 한다.

　표본을 선택하는 방법은 여러 가지가 있다. 보통 표본을 선택할 때는 표본에만 관심이 있어서 선택하는 것이 아니고 표본에서 얻은 결과를 전체 모집단에 적용시키려고 하는 것이다. 따라서 표본을 뽑는 규칙이 있다. 통계학에서는 표본에서 얻은 결론을 모집단에 일반화시키는 데 필요한 조건을 만족시키기 위하여 여러 가지 다양한 방법을 개발하였다. 이 책에서는 그 중의 네 가지 방법을 소개한다. 이 방법들은 모두 통계적 변이(statistical variation)를 갖고 있기 때문에 전체 모집단 추정의 신뢰 정도는 표본의 수에 영향을 받는다. 비용과 다른 문제를 무시한다면 표본의 크기가 클수록 신뢰도는 높아진다(즉 확률 오차의 범위가 작아진다). 또 다른 요소는 모집단의 변이 정도이다. 변이가 작을수록 표본의 크기가 작아질 수 있다. 이 문제에 관해서는 통계학자의 자문을 구하는 것이 좋을 것이다.

표본을 추출하는 데 주로 사용하는 방법의 하나는 **무작위 표본추출법**(random sampling)이다. 이것은 전체 모집단의 요소를 모두 나열할 수 있을 때, 그리고 관심을 갖는 하부 집단이 없을 때 사용하기 좋은 방법이다. 예를 들어 한 지역에 있는 보건소의 표본을 추출할 때 이 방법을 이용할 수 있다. 먼저 표본의 크기를 결정한 다음 난수표를 이용하여 순서를 매긴 목록에서 무작위로 필요한 수만큼의 단위를 선택할 수 있다.

두 번째 방법은 **계통적 표본추출법**(systematic sampling)이다. 이것은 단순 무작위 표본추출법보다 더 이용하기 쉽고, (한 병원에 내원한 환자의 수와 같이) 모집단의 수가 많을 때 유용하게 사용할 수 있다. 표본을 선정하는 과정은 다음과 같다.

- 모집단(표본이 선택되는 모든 단위) (n)의 목록(계통적인 순서가 없어야 한다)을 얻는다.
- 표본의 크기 (s)를 결정한다.
- n/s(=k)의 비를 계산한다. 어디에서 시작하든 목록에 있는 단위 중에서 k번째 항목을 모두 선택한다. 예를 들어 일년에 병원에 오는 2,000명의 환자 중에서 50명의 환자를 표본으로 추출하려고 한다고(즉 s=50) 하자. 그러면 k=2000/50=40이 되고, 매 40번째 환자를 뽑으면 된다. 만약 s가 n으로 나누어 떨어지지 않으면, 즉 k=40.54가 되면 k를 가장 가까운 정수로 반올림하든가 아니면 소수점 아래를 삭제하면 된다.

전국의 보건소에서 시행하는 특정한 일차보건의료사업의 비용을 알고자 할 때, 보건소는 전국 각지에 있으므로 무작위 (또는 층화) 추출 표본을 연구하려면 전국 각지를 방문해야 하며, 따라서 상당한 노력이 들게 될 것이다. 그러므로 먼저 지역 표본을 뽑고, 다음으로 이 지역들 내에 있는 보건소에서 시행한 사업 비용만 검토하는 방법이 있다. 이것이 소위 **군집 표본추출법**(cluster sampling)이다. 순수한 무작위 표본추출법보다 결과의 정확도는 떨어지지만 계산하기는 훨씬 편하다. 먼저 연구할 군집(이 경우 지역)을 결정하기 위하여 무작위로 표본을 추출한다. 그리고 선택된 군집에서 단위(보건소) 모두를 선택하든가 아니면 무작위로 표본을 뽑는다.

공식적인 통계적 근거를 가진 네 번째 방법은 **층화 표본추출법**(stratified sampling)이다. 표본 중에서 특정한 성격을 가진 단위(즉 도시와 농촌 지역에 있는 보건소)를 포함시키고 싶을 수도 있다. 이렇게 하면 각 단위들을 서로 비교할 수 있다. 이렇게 하려면 먼저 전체 모집단을 하부 모집단으로 나누고, 각 하부 모집단에서 무작위, 계통적 또는 군집 표본추출법으로 표본을 추출하면 된다.

수학적으로 볼 때, 앞에서 설명한 방법들이 더 좋기는 하지만, 공식성이 떨어지기는 해도 보다 실제적인 표본추출법을 이용하여야 할 상황도 있다. 이 때 사용하는 방법을 **판단 표본추출법**(judgement sampling)이라고 한다. 예를 들어 비용이 너무 많이 들거나 특정 제공단위에 있는 직원이 비협조적이어서, 실제 사례 중 상당 부분에서 통계적인 표본을 추출하기가 어려운 경우도 있다. 이런 문제들이 발생하면 무작위 표본추출을 할 수 없으므로, 연구하기에 전형적이며 합리적이라고 생각되는 단위 집단을 선택해야 할 것이다. 이 방법은 실제로 커다란 장점이 있다. 그러나 공식적인 통계를 근거로 한 것이 아니기 때문에 결론을 전체 모집단에 일반화시킬 수 없어, 이 방법을 사용하는 것은 명확한 한계가 있다. 따라서 이 방법이 이상적인 방법은 아니지만 때때로 실제로 표본을 선택하기 위하여 어쩔 수 없이 택하는 방법이다.

이 장의 초점을 이해하였는지 알아보기 위해 183면에 있는 <연습문제 3A>를 풀어 보시오.

방문일정표와 점검표

보통 자원을 사용하고 있는 지역을 방문하지 않은 상태에서, 믿을 만한 비용자료를 얻기는 어렵고 특히 인력, 건물과 장비에 관한 자료를 얻기란 더욱 힘들다. 일차보건의료사업은 대부분 여러 수준－즉 보건소에서부터 중앙 본부까지－에서 이루어진다. 일부 자료는 중앙에 모이지만 이보다 낮은 수준을 방문하여 그 자료를 확인하고 내용을 상세히 알 필요가 있다. 따라서 자료를 수집하기 전에 방문을 계획하는 것이 좋다.

자료수집 방문은 일반적으로 비용을 계산하려는 활동을 총괄하고 있는 중앙 차원에서 시작하는 것이 제일 좋다. 전국적으로 벌어지고 있는 일차보건의료사업의 비용을 연구한다면 이 곳은 아마도 중앙에 있는 본부(national headquarter)가 될 것이다. 연구 영역이 지역이라면 지역 본부(district headquarter)부터 방문하는 것이 좋을 것이고, 병원이나 생산시설 내부를 연구하려면, 먼저 행정기관의 장이나 재무담당자와 접촉하여야 할 것이다. 이 수준에서는 다음과 같은 일을 할 수 있다.

- 해당 수준에서 사업에 소요되는 비용을 측정한다. 만약 해당 수준에 있는 자원을 하부 수준과 공유하고자 한다면 다른 수준이나 제공기관에 분배할 필요가 있다(분배를 다루는 방법은 <모듈 4>에 설명되어 있다).
- 하부 수준에서 소요되는 비용 자료를 수집한다. 국가적인 수준에서 이를 수집할 수 있다면 자료의 질이 더 좋을 것이고 더 빨리 수집될 수 있을 것이다(즉 예방접종 사업의 경우에는 백신의 이용과 가격).
- 사업을 수행하는 기관의 종류와 수에 대한 정보를 얻는다. 사업을 기술하는 데 다른 정보가 도움이 되는 것처럼 표본을 선택하려면 이 정보가 필요하다.

이를 모두 마치고 바로 아래 수준(즉 전국적인 일차보건의료사업의 비용을 연구한다면 이 곳은 아마도 광역자치단체의 본부(regional headquarters)가 될 것이다)로 내려가서 이와 같은 정보를 또 수집해야 한다. 일단 각 수준에서 그 분야에서 수집할 수 있는 자료를 모두 수집했다면, 다시 중앙으로 돌아가야 한다. 자료를 점검하고 잠정적인 결론에 대한 반론을 구하고 빠진 자료가 있으면 더 보충해야 하므로, 이 과정은 매우 중요하다. 시간이 허용하는 한도 내에서 비용 연구중인 사업을 시행하고 있는 각 수준에서 이런 과정을 되풀이하여야 한다. 예를 들어 각 기초자치단체에서는 먼저 기초자치단체의 사무소를 방문한 다음 보건소를 방문하고, 그 후에 다시 기초자치단체의 본부로 돌아와야 한다.

여러 수준에서 수집되는 자료를 보아야 추정이 가능한 비용도 있다. 예를 들어 직원의 시간 이용에 관한 정보는 보건소 수준에 있겠지만,

해당 직원의 표준급여표와 후생복지급여에 관한 정보는 중앙에 가야 얻을 수 있을 것이다.

자료수집 과정에서는 일반적인 기본 규칙을 준수하여야 한다. 특별히 중요한 세 가지 규칙은 다음과 같다.

- 연구 시간과 비용을 줄이기 위해 (그 정보가 질적으로 적합한 것이라면) 가능한 한 가장 높은 수준에서 정보를 수집하라.
- 여러 수준에서 자료를 얻었다면(예를 들어 직원의 수나 봉급액수를 보건소와 기초자치단체의 본부에서 제공받았을 때), 동일한 비용 항목을 두 번 계산하지 않도록 조심하라.
- 작고 그리 중요하지 않은 범주(예를 들어 대부분의 사업에서 물자와 건물 관리)보다는 가장 큰 투입 범주에 대한 자료를 찾고 이용하는 데 집중하라. 전자는 보통 그들의 연간 자본비용의 특정 비율과 동일한 건물 관리비를 측정하는 식으로 간단히 계산해서 구할 수도 있다.

각 수준별로 수집하여야 할 정보를 적어둔 점검표를 만들어야 한다. 빠진 자료를 다시 찾기 위해 한 번 방문한 곳을 다시 방문하기는 어려울 것이기 때문에, 점검표는 특히 중요하다. 자료를 어디서 찾아야 할지 모르면 포괄적인 점검표를 작성하여, 각 수준마다 이를 점검해 보아야 한다. 이 점검표에는 <모듈 1>의 목록과 <모듈 2>의 표에 있는 각 투입 범주에 있는 세부항목이 포함되어 있어야 한다.

정보원의 위치

비용분석을 하려면 분석에 필요한 다양한 정보원의 형태와 위치를 분명히 알고 있어야 한다. 따라서 여기서는 몇 가지 정보원의 특성과 질에 대해서만 간단히 설명하려고 한다. 물론 다른 보건 공무원의 도움을 받거나 자신의 경험을 활용하여 여기에서 주어진 정보를 보충할 필요가 있다. 사업의 재무 비용을 추정하려면 먼저, 지출 계획만이 적혀 있는 예산 기록보다는 기존의 지출 기록이나 실제적인 지출을 기록한 회계문서를 참고하여야 한다. 지출 기록은 일반적으로 중앙에 제출되므로 중앙에서 이용할 수 있는 편리한 자료원이다.

그러나 유감스럽게도 보통 다음과 같은 이유로 인해 기존의 지출기록이 부실한 경우가 많다.

- 특히 하부 수준에서는 기록을 유지하기가 힘들고 비용이 많이 들기 때문에, 기록은 보통 실제 지출이 일어난지 어느 정도 지난 다음에 제출되거나 아예 제출되지 않는다. 지출을 각 사업별로 확실히 분리하지 않을 수도 있고 투입 항목별로 정확하게 기록하지 않을 수도 있다. 한 항목에 당신이 필요한 것뿐 아니라 다른 것도 함께 기록하고 있을 수도 있다. 예를 들어 '연료'라는 단일 항목에 차량의 연료뿐 아니라 다른 연료가 섞여 있을 수도 있다.
- 재정적 책임으로 인해 과도한 양의 기록이 보존되고 있기 때문에, 특정한 투입 자원은 특별한 문제를 가지고 있을 수도 있다 (특히 약의 경우에 그렇다).
- 자료가 높은 수준에서 낮은 수준으로 내려간 후 최종 보고를 위해 다시 높은 수준으로 돌아오는 방식의 정보체계에서는 불가피

하게 실수가 생길 수밖에 없다.

이런 잠재적인 제한점은 있지만 비용 연구를 하려면 이런 지출기록이나 연구에 필요한 다른 자료를 사용할 수밖에 없다. 기록 양식을 개선하고, 기록의 정확성을 체크할 수 있는 단순한 양식을 만드는 것이 좋을 것이다. 지출 기록에 대해 좀더 생각해 보기 위해 184면에 있는 <연습문제 3B>를 보시오.

지출기록이 분석하기 쉬운 형태로 되어 있지 않다면, 추가 자료를 수집할 필요가 있다. 즉 구매한 자원의 양과 그 자원을 사는 데 든 가격을 알아내야 한다는 뜻이다. 예를 들어 예방접종사업에 사용된 주사기에 대한 지출액수를 알고 싶은데 지출기록으로 이를 알 수 없다면, 일 년 동안 사용한 주사기의 수(50,000개라고 하자)와 각 주사기의 가격(미화 0.20달러라고 하자)을 알면 된다. 그러면 주사기의 전체 비용(50,000×0.20=$10,000)을 알 수 있을 것이다.

일반적으로 더 좋은 기록—예를 들어 물품 명세 목록의 기록—은 경상비 항목보다 (더 비싼) 자본 항목으로 구성되어 있다. 보통 차량과 장비의 구입과 건물에 관한 지출기록이 있을 것이다. 그러나 건물은 원래 비용과 대체 비용간의 차이가 있을 수 있고 물가 상승의 중요성 때문에 문제가 발생한다. 따라서 실제 건물 비용은 보통, <모듈 4>에서 설명하는 것처럼 건물의 임대료로 더 잘 추정할 수 있다. 사업을 위해 특별히 구입했던 항목에 대해 자세히 알려면 직원을 직접 만나 지출기록의 내용을 보충하는 것이 좋을 것이다. 또 비용을 계산할 때, 경상비 투입과 자본재 투입에 관한 정보를 이용하는 방식을 <모듈 4>에서 설명할 것이다.

비용의 계산

<모듈 3>에서는 보건사업이나 서비스의 투입 자원에 관한 정보를 수집하는 방법에 대하여 간단히 설명하였다. 비용 계산에 필요한 자료를 기록할 때, 다음과 같은 면도 반드시 고려하여야 한다.

- 당신이 수집한 비용가치가 대부분 상당히 정확하다고 생각한다면, 자료를 가장 작은 화폐단위(예를 들어 미화 0.01달러)로 명기하고, 비용을 모두 더하기 전까지 더 큰 단위(예를 들어 미화 1달러)로 만들지 말라. 이렇게 하면 반올림으로 인한 오차가 줄어들 것이다.
- 가능한 한 당신 스스로 계산과 요약을 하라. 이렇게 하면 정보를 점검하면서 불일치나 이상한 결과를 쉽게 발견할 수 있을 것이다.
- 수집한 자료마다 모두 자료원을 기록하라. '자료원'은 표의 아래쪽이나 쉽게 눈에 띌 수 있는 장소에 기록하라.

비용을 계산할 때, 기본 목표는 보건의료 과정에 들어간 투입 자원을 모두 밝히는 것과 자원의 화폐가치를 알기 위해 그를 수량화하는 것이다. 이 모듈에서는 비용을 추정할 때 기본적으로 갖고 있어야 하는 생각과 방법을 제시하고, 한 사업의 실제 비용을 파악하는 데 필요하기 때문에 알아야 하는 약간의 추가 단계를 설명할 것이다.

계산을 할 때나 계산을 하기 위해 자료를 수집할 때, 각 비용 범주의 상대적 중요도에 맞춰 활동의 경중을 조절하도록 하라. 예를 들어 인건비가 상대적으로 크다면 인건비를 계산하는 데 특히 주의를 기울여야 할 것이다. 여러 사업을 검토해 본 결과, 전체 비용에서 차지하는 비중이 상대적으로 낮은 물자와 특정한 다른 범주의 비용을 계산하기 위해 너무 많은 노력을 들일 필요는 없다. 각 투입 범주를 검토해 가는 동안, 비용을 계산하는 데 어떤 활동이 가장 필요한지 확실히 알게 될 것이다.

자본적(경상경비가 아닌) 자원

자본재는 일 년 이상 유지되는 투입으로 정의된다. 특정한 해에 지출한 비용만을 연구한다면 장기적인 연간 평균 비용을 제대로 알 수 없을 것이다. 예를 들어 연구 대상 연도 바로 전년도에 장비를 아주 많이 샀다면 연구 기간 동안에는 자본재 지출이 전혀 없을 수도 있다. 장기적인 재정 구성비를 알려면 다음과 같은 방법을 사용해 볼 수 있다.

- 그 해에 사용한 자본재(차량, 장비, 건물 등)를 모두 열거한다.
- 현재 그 자본재를 구입하는 데 드는 시가(대체 비용(C))를 구한다.
- 구입 이후 사용가능한 해 수(N)를 추정한다('운영연도'나 '이용연도').

- 단순 '직선' 감가상각(C/N)식에서 각 자본재 항목의 연간 평균 비용을 추정한다. <모듈 7>에서는 이 방법을 경제학에서 사용하는 방식으로 계산하는 방법을 제시한다.

차량

차량으로는 자전거, 오토바이, 4륜 구동 자동차, 차와 트럭이 있다.

포함되어야 할 비용

원래의 구입비용이 아니라 유사한 차량의 현재 가격을 이용하라. 화물수송에 드는 비용도 포함시켜야 한다.

비용자료원

정부의 최근 계약서, 원조기구의 공급 기록, 또는 지역 판매상의 견적서가 유용한 정보원이다.

수명

한 차량의 수명은 그 차량의 형태, 지역의 지형, 이용과 유지 정도에 따라 상당히 다를 수 있다. 결국 지역 내에서 차량의 형태별 예상 수명을 정해야 할 것이다. 차를 이용하고, 운전하거나 수리하는 사람들에게 전에는 이 차량을 몇 년 동안 사용했는가(즉 더 이상 수리하여 사용할 수 없을 정도가 되기까지 얼마나 걸렸는가)를 물어보는 방법이 있다. 특정 지역의 지형 등이 다른 지역과 크게 달라 차량의 수명도 달라진다고 생각할 만한 이유가 없는 한, 전체 분석을 위해서 특정한 형태의 차량에는 일관성 있게 모두 같은 기간(즉 3년 또는 5년)

을 적용하는 것이 가장 좋다.

앞에서 제시한 자료 중의 일부를 이용할 수 없을 때는 그 지역의 차량 임대율을 가지고 차량의 연간 자본 비용을 계산할 수 있을 것이다. 이 경우 차량의 비용은 자본 항목이라기보다는 경상비 항목인 것처럼 보이지만 자본 비용으로 간주되어야 한다.

장비

장비에는 냉장고, 아이스박스, 살균장치, 저울, 살충기와 펌프 등이 있다.

1년 이상 사용할 수 있는 장비가 모두 다 자본적 장비는 아니므로, 합당한 가격―즉 단위당 가격이 미화 100달러―을 정하여 이 둘을 구별하라.

포함되어야 할 비용

원래의 구입비용이 아니라 유사 장비의 현재 가격을 이용하라. 운송비도 포함시켜야 한다.

비용자료원

정부의 최근 계약서, 원조기구의 공급 기록, 또는 지역 판매상의 견적서가 유용한 정보원이다.

수명

장비 한 단위의 수명은 그 장비를 사용하는 사람들에게 전에는 이런 형태의 장비를 몇 년이나 사용했는가를 물어서 정할 수 있다.

건물: 공간

건물에는 보건소, 병원, 사무소, 직원 숙소와 창고가 있다.

포함되어야 할 비용

현재의 대지 개발비, 건설인력의 인건비, 건설비와 대지구입비를 알아볼 필요가 있다. 즉 지금 건물을 짓는다면 얼마나 드는가를 알아볼 필요가 있다.

전체 비용을 구하기가 어려우면, 비용을 계산하려고 하는 건물 범주의 단위 면적당 비용(즉 평방미터당 비용)을 추정할 수 있을 것이다. 비용을 추정할 때는 구조의 특징(즉 건축재료와 층수)뿐 아니라, 중심도시로부터의 거리, 지역 지형의 특성과 같이 비용 추정에 영향을 미치는 요소도 고려할 필요가 있다.

기본 가구와 내장 장비의 비용도 포함하여야 한다. 이것을 별도로 계산하기 어려우면 전체 비용의 10%를 추가하여도 된다.

비용 자료원

유사한 건물에 관한 정부의 최근 계약서가 좋은 정보원이다. 보건부의 기획부서나 입찰부서 또는 노동부에 있는 건축담당자, 또는 지역의 건설회사에 이런 정보가 있을 것이다. 전문조사원(이런 사람이 있다면)도 도움이 될 것이다.

수명

수명이 매우 짧은 임시 구조물이거나 아니면 특별히 과거에 그 지역의 건물 수명이 상당히 길지 않았다면, 보통은 건물 수명을 20년으로 예상한다.

건물 공간의 연간 비용은 앞에서 설명한 방법보다 더 간단한 방법으로 추정할 수 있다. 유사한 공간을 1년 동안 임대하는 데 드는 비용을 추정하면 된다. 이 때 가구가 있는 건물과 없는 건물, 냉방장치가 있는 경우와 없는 경우를 구별하여 비용을 추정하여야 한다. 건물을 자본적 투입요소가 아니라 경상적 투입항목으로 취급하는 것이다. 부동산 업자나 지역의 부동산 임대시장을 잘 아는 사람의 도움을 받으면 좋다.

한 보건사업의 연간 총 소요비용에 비해 건물 공간의 가치는 상대적으로 작기 때문에, 정확한 추정을 할 필요는 없다. 특히 병원이 포함되지 않은 일차보건의료사업에 있어서는 처음에 제시한 더 복잡한 방법(이 방법도 건설비와 수명은 불확실하다)을 적용하여 정확히 계산한 것이나 근사치를 사용하여 비용을 추정한 것이나 비슷하다.

기타 자본재

어떤 사업에서는, 적어도 한 보건의료체계의 특정 수준(보통 높은 수준)에서는 사업과 관련된 훈련이나 사회운동 활동을 할 것이다. 이런 활동들 중에는 사업 시행 초기에 단 한 번만 하는 것도 있을 것이다. 이런 활동은 일회적인 자본적 투입에 속하고 다른 활동은 경상 투입에 속하게 된다. 이 양자 모두 비용 추정은 훈련이나 사회운동 프로그램의 비용 요소(인력, 장비, 건물, 차량 등등)를 모두 더하여 총액으로 처리하면 간단히 할 수 있다.

일회적인 활동(즉 한 번만 하는 초기 직원 훈련 프로그램)의 전체 비용은 다른 자본재 항목의 연간 비용 계산법—즉 전체 비용을 추정

수명으로 나누는 방법-과 똑같은 방법-즉 직원에게 훈련이 효과를 미치는 기간-을 적용할 수 있다. 이런 일회적인 투입 범주도 다른 범주와 마찬가지로 경제적 비용을 더 정확히 추정하려면, <모듈 7>에 있는 방법에 따라 연간 비용을 추정하는 감가상각법을 적용시킬 수 있다.

경상 자원

인력

보건사업에서는 보통 임금이나 인력과 관련된 다른 지출이 가장 커다란 단일 비용 항목이다. 따라서 그 가치를 추정하는 데 상당히 주의를 기울여야 한다. 대부분 활동에 직접 참여하고 있는 직원(예를 들어 간호사, 간호조무사, 훈련관, 감독관)과 다른 지원 인력(예를 들어 관리자, 청소원, 경비, 운전사)에 모두 관심을 가질 것이다. 당신은 당연히 전체든 부분이든 자신의 시간을 사업에 할당하고 있는 사람의 비용만을 다루고 싶을 것이다(제4장 제3절을 보시오).

포함되어야 할 비용
어떤 사람을 고용하는 전체 비용은 개인의 총소득-즉 집으로 가져가는 임금에다 의료보험, 사회보장 및 연금 기여금과 같은 부가 급여와 세금을 더한 것-으로 알 수 있다. 이 총소득에는 성과급, 시간 외 근무수당, 직무수당, 휴일수당이나 병가수당, 근무복, 주택제공, 여행경비 등도 포함시켜야 한다. 노동자가 이 외에도 다른 상품이나 주택 또는 기타 비금전적인 급여를 받는다면 이런 것들의 가치도 비슷한 상품의 시장 가격(즉 비슷한 주택의 현재 임대 가격)을 이용하여 추정하여야 한다.

피고용자는 아니지만 사업 활동에 단기적으로 참여하고 있는 전문가, 자문관 및 기타 인력의 수고비나 사례비도 포함시켜야 한다.

비용자료원

보건부의 지출기록과 임금대장은 임금과 수당에 관한 비용 자료이다. 다른 곳에서도 자료를 찾을 필요가 있다. 예를 들어 연금은 국민연금공단이나 다른 기구에서 지불할 것이고, 일당은 외부 기구에서 지불하는 경우가 많다. 주택과 같은 비금전적인 급여의 가격을 산정하려면 민간 시장의 자료가 도움이 될 것이다.

특정 개인의 소득을 알 필요가 있다면, 그들의 실제 봉급보다는 호봉을 물어보는 것이 좋다. 사람들은 보통 그들의 소득은 알리고 싶어 하지 않으며 봉급액수보다는 호봉을 더 쉽게 가르쳐준다. 그 뿐 아니라 봉급액수를 알려주었다 해도 그 수치가 무엇을 의미하는지(예를 들어 총소득인지 순소득인지) 알기도 어려울 것이다. 따라서 보통 행정부에서 봉급체계를 얻는 것이 좋을 것이다. 이런 정보들은 각각 가장 적합한 수준에서 수집될 필요가 있다.

그러나 호봉만 물어본다면, 다른 수당이나 상여금에 관한 정보를 얻을 수 없다. 그 기관의 임금지불액수 중에서 봉급과 상여금간의 비율이 보통 어느 정도인지를 알아서 그것을 각 개인에 적용시키면 대략적인 추정은 가능할 것이다. 예를 들어 지역 수준의 지출 자료를 보면 수당이 평균 봉급의 약 12%라는 것을 알 수 있다.

인건비를 계산해보기 위해 186면에 있는 <연습문제 4A>를 풀어 보시오.

물자

이 범주는 사업에서 수행되는 주요 활동에 직접 투입되는 것이나 그 해 동안 구입된 기타 소항목과 같이 한 해에 소모되는 물자를 말한다. 예를 들어 질병관리 사업에 있어서는 약, 시약, 매개체 관리를 위한 살충제, 주사바늘, 슬라이드와 문구와 같은 물건들이 물자에 속한다. 예방접종 사업에서는 백신, 주사바늘, 주사기, 탈지면과 소독용 알코올 등이 들어갈 것이다. 이 두 사업에서는 물자가 상당히 큰 비용 범주일 터이지만 다른 일차보건의료 활동에서는 별로 크지 않을 것이기 때문에 이를 추정하기 위해 너무 많은 노력을 기울일 필요는 없다. 제4장 1절에서 이미 말한 것처럼, 물자와 장비를 구분하는 값을 정할 필요가 있다. 예를 들어 한 항목의 단위 가격이 미화 100달러(또는 당신이 정한 어느 가격) 이하라면, 1년 이상 사용하는 것이라도 경상 투입인 물자 항목에 집어 넣고, 1년 동안 구입한 다른 항목들과 함께 계산하는 것이 더 좋을 것이다. 항목의 가격이 미화 100달러나 그 이상이면 자본적 범주―장비―가 더 적당할 것이다. 자국화로 구입한 물자와 외화가 필요한 장비를 구분하는 것이 좋을지도 모르겠다. 이 경우에도 자료처리 과정은 일반적으로 비슷할 것이다.

어떤 경우에는 특정한 관심 범주나 주요 공급 범주별로 계산한 다음 합치는 것이 더 좋을 수도 있다(즉 약, 문구, 백신 등의 소계를 구하는 것).

포함되어야 할 비용

장비의 전체 비용에는 이용 지점까지 장비를 이전하는 비용(즉 물자를 수입하기 위한 화물수송비와 국내에 이를 배포하는 데 드는 비용)을 포함시켜야 한다. 물자를 목적에 맞게 실제로 사용하였든 아니면 중간에 분실되거나 소모되었든 관계없이, 소비한 모든 물자의 비용을 다 포함시켜 계산하여야 한다. 잘못 선적하거나 (물 또는 쥐 등으로) 손상되거나 도둑맞거나, 아니면 사용기한이 지나버리면 손실이 생길 수도 있다. 이런 손실은 사업에서 지불하여야 하므로 비용 추정에 포함되어야 한다.

재고품과 같이 분배되었지만 저장하고 있는 물자는 비용을 계산하지 말아야 한다. 소비된 물자만 계산하여야 한다.

비용자료원

지출기록을 아주 세밀하게 하지 않는 한, 물자 중에서 얼마만큼을 한 사업에 사용하였는지 알기는 쉽지 않을 것이다. 그러므로 그 대신 비용을 계산하고자 하는 사업에 사용된 물자의 가격과 수량을 알아야 한다.

수량

많은 물자는 중앙, 광역자치지역, 기초자치지역 등 여러 곳에 저장되어 있을 것이고, 각 수준마다 재고품 장부를 갖고 있을 것이다. 일 년 동안 이 창고에서 분배된 양은 한 해의 초에 있던 재고량에 그 해에 받은 양을 더한 후 그 해 말의 재고량을 빼면 알 수 있다.

분배된 양이 반드시 소비된 양은 아니다. 상품은 더 낮은 수준에서 저장되어 있을 수도 있다. 보건소와 같이 가장 낮은 수준에서만 분배한 물자와 소비한 물자가 같을 것이다. 그러나 말단 수준에서의 소비만을 측정한다면, 원래 구입했을 때의 수량에서 거기에 도착할 때까지 소모된 수량은 계산할 수 없을 것이다.

각 수준마다 '원래의 저장량 + 받은 양'과 '마지막 저장량 + 분배된 양'을 비교함으로써 잃어버린 양을 계산할 수 있을 것이다. 이 차이가 바로 그 수준에서 잃어버린 양이 될 것이다. '분배된 양'을 '낮은 수준의 단위가 받은 양'으로 대체하면 이 과정이 더 정밀해질 수 있을 것이다. 이 두 값 사이의 차이가 바로 한 수준에서 더 낮은 수준으로 이동하면서 잃어버린 손실이다. 그러나 이것은 상당히 복잡한 과정이기 때문에 이것을 계산하기 위해서 시간을 너무 많이 소비할 필요가 없으며 체계 내에서의 손실을 대략적으로 추정하는 것이 좋다.

다른 방법도 있다. 물자의 흐름이 대체로 안정되어 있다면, 높은 수준의 단위에서 분배되는 물자의 양은 말단 단위에서 소비되는 양과 비슷할 것이다. 말단 단위에서 재고품을 쌓아 놓거나 심각하게 훼손시키지 않는 한 이것이 가장 정확한 근사치일 것이다.

산출을 기반으로 소비된 물자의 양을 계산하는 방법도 있다. 예를 들어 결핵 예방접종을 받은 어린이의 수를 알면, 사용된 BCG백신의 양을 계산할 수 있을 것이다. 이 방법은 소모에 관한 자료가 있을 때만 사용하는 것이 좋다. 가능한 한 국가 평균보다는 지방의 자료를 사용하여야 한다.

가격

물품 명세서, 주문서, 가격표와 상품목록은 구입 가격이나 교환 가격에 대한 정보원이다. 국제 가격과 국내 운송비도 포함되어야 한다. 국제 화물비는 쉽게 알 수 있고(물품 명세서나 주문서에 적혀 있다),

이 비용이 원래 가격의 10~20%나 되기 때문에 이것을 빠뜨려서는 안된다. 국내 운송비가 추정하기가 더 어려울 수 있다. 그러나 물자를 사업에 사용하는 차량으로 운송한다면 차량 운영비에 포함될 것이므로 여기에 포함시켜서는 안된다.

188면의 <연습문제 4B>에는 물자의 비용을 계산하는 데 도움이 되는 문제가 있다.

차량: 운영 및 유지비

많은 보건사업은 차량을 사용하여 물자를 배분하고, 조정과 감독을 하며, 진료를 제공한다. 그러나 차량이 약한 고리인 경우가 너무나 많다. 차량을 이용할 수는 있지만, 연료나 부품이 없어 효율적으로 운영하지 못하는 경우가 많기 때문이다. 따라서 차량을 운영하고 유지하는 비용이 어느 정도인지 아는 것이 중요한데, 유감스럽게도 이 비용은 가장 측정하기가 어려운 비용이다. 이 자료를 모으려면 끈기와 상상력이 필요하다. 다행히 기존 자료가 도움이 되지 않을 때는 비용의 근사치를 계산하는 방법이 있다.

포함되어야 할 비용

차량을 운영, 유지하고 수리하는 비용을 모두 측정하여야 한다. 이 비용에는 연료, 윤활유, 보험료와 등록비, 타이어, 축전지, 부품과 같은 재료비도 포함되어야 한다. 운전사 임금은 인건비에 포함되어야 한다. 사업 참여 인력에 수리공도 있다면, 그 비용도 인건비에 포함되어야 한다. 그러나 수리와 유지 계약을 맺거나, 다른 사무소나 기구에서 수리나 유지를 담당한다면, 그 비용은 차량 운영비에 포함되어야 한다(즉 전체 수리비용을 추정할 때, 수리공의 임금에 해당하는 일정액을 인건비의 임금 항목에 포함시키지 말고 수리비용에 포함시켜야 한다).

비용자료원

지출기록을 보면 차량의 운영과 유지비를 어느 정도는 알 수 있을 것이다. 그러나 자세한 특징을 알아보려면 운전사와 수리공을 직접 만나 인터뷰하거나 운행일지를 참조하는 것이 좋다.

연료 소비량은 기록이 잘 되어 있는 투입요소 중의 하나일 것이다. 그렇지 않다면, 차량의 주행거리에 기초하여 연료 소비량을 추정해야 할 것이다. 운행일지에는 주행거리(5,000킬로미터라고 하자)가 적혀 있어야 하고 운전사는 일반적인 조건에서 특정한 형태의 차가 연료 1리터당 평균 주행거리(1리터당 10킬로미터라고 하자)가 얼마나 되는지 알려주어야 한다. 이 때 전체 소비량은 5000/10=500리터이다. 연료 1리터 가격에 사용한 리터 수를 곱하면 전체 연료비를 알 수 있다.

만약 운행일지와 다른 정보원을 가지고 이런 계산을 하기가 어렵다면(이런 경우가 대부분이다), 다른 자료원을 찾아야 할 것이다. 예를 들어 당신이 속한 부서의 중앙 차량 대기소에서 일하는 사람은 각 차량별 운영·유지비를 대략적으로 알 수 있을 것이다. 사용되는 차량에 대한 정보(그리고 당신이 비용을 산출하려는 사업에 그 차량이 사용되는 시간)만 있으면, 어림잡아 계산할 수는 있을 것이다.

오일과 필터 교환 및 다른 유지 활동은 부정기적으로 또는 일상적으로 이루어질 것이다. 즉 일정한 거리를 주행한 후라든가 아니면 일정한 기간이 지나면 규칙적으로(즉 1년에 한 번) 교환하고, 점검할 것이다. 이런 투입을 연료와 같은 방식으로 계산할 수 없다면, 연료 비용의 일정한 비율(예를 들어 15%)을 이런 비용으로 더할 수도 있다. 또 중앙 차량 대기소에서 이런 자료를 얻을 수도 있을 것이다.

차량의 운영 및 유지비와 관련된 문답이 189면에 있는 <연습문제 4C>에 있다.

건물: 운영과 유지

이 투입 범주는 아주 다루기가 쉽다. 관찰자가 때때로 이 비용을 이용 비용과 관련시키지만 이것은 전체 비용에서 많은 부분을 차지하지 않는다. 아래에 제시한 방법으로 결과를 산출하는 것이 어렵다면, 단순한 어림셈으로 대체하는 것이 좋다. 과거의 경험(그리고 다른 전문가들의 의견)으로 볼 때, 연간 자본적 비용의 비율이나, 민간 시장에서 그 정도의 공간을 일년간 임대할 때 드는 비용으로 건물의 운영 및 유지의 전체비용을 대략 추정하라. '건물, 공간'이라는 항목에 기록된 연간 자본적 비용에 바람직한 경상비 값을 얻기 위한 퍼센트를 곱하면 될 것이다.

포함되어야 할 비용

건물의 운영 및 유지비에는 전기료, 수도료, 전화료, 난방비, 보험료, 청소도구, 페인트비 및 연관(가스·상하수도 설비)·지붕·난방·사무실 집기 수리비가 포함되어야 한다. 앞에서 말한 것처럼 수위, 청소부 등의 인건비는 인력 범주에 들어가야 한다.

비용자료원

이 범주도 지출기록 자료를 아주 유용하게 사용할 수 있다. 건물의 경상비는 보통 '이용,' '유지'나 '청소' 및 '안전'이라는 제목하에 기록되어 있다.

훈련과 사회운동

훈련과 사회운동 프로그램에 투입한 모든 자원은 모두 다른 항목(인력, 건물 등등)에 넣어 계산하는 것보다는 모두 합쳐서 한 수치로 만드는 것이 좋다. 이런 활동이 주기적으로 이루어진다면 투입 범주 각각은 해당 경상비가 있다. 일년간 이런 활동의 총합은 사업의 경상비이다.

두 가지 투입 범주의 비용을 계산하는 데 특별한 문제가 관련되거나 도구가 필요하지는 않을 것이다. 훈련이나 사회운동 프로그램은 하나의 일차보건의료사업과만 관련된 것이 아니라면 전체 비용은 다음에서 얘기하는 것처럼 관련된 사업으로 나누어야 할 것이다.

기타 운영비

물론 이것은 다른 곳에서 다루지 않는 경상적 투입 비용을 모두 포함하는 나머지 범주이다. 따라서 이 범주에는 계산하느라고 애쓸 필요가 없는, 비교적 비용이 적은 요소로 구성되어 있다. 일차보건의료사업과 보건소와 같이 일차보건의료 서비스를 제공하는 기관은 대부분 장비와 관련된 경상비에 있어서 각각의 비용을 계산해야 할 정도로 비용이 큰 것이 포함되어 있는 경우는 드물다. 그러나 예외적으로 다음과 같은 추정 방법을 이용해서 계산해야 할 것도 약간 있다.

포함되어야 할 비용

장비의 경상적인 비용에는 연료(예를 들어 냉장고에 사용하는 등유)나 전기 운영비(건물 운영 및 유지에 포함되지 않은 경우에만)와 유지와 수리를 위한 부품비가 포함되어야 한다. 우편요금, 인쇄비, 복사비 및 장비의 운영과 유지비와 같은 다른 범주도 포함될 수 있다. 그러나 물자에서 계산되는 문구는 포함되지 않는다.

비용자료원

지출기록에 어떤 자료가 들어 있을 수도 있다. 그러나 보통은 상세히 기록되지 않는 경우가 많다. 전기를 사용하는 장비에 있어서는, 전력 사용량(시간당 킬로와트수)과 일 년간 사용시간 및 전력의 단위요금을 알아야 할 것이다. 필요한 유지와 수리의 종류 및 어떤 부품이 필요한지 장비 담당자에게 직접 물어보는 것이 좋을 것이다.

한 보건사업에 사용되는 장비의 운영 및 유지비를 추정하는 방법은 다양하다. 이런 방법은 대부분 원래의 자본적 지출에 대한 경상비와 관련되어 있다. 경상비와의 특별한 관계는 그 나라의 가격 구조, 장비의 특성 등등에 따라 달라진다. 다른 곳에서의 추정치에 의존하기보다는 당신의 고유한 상황에서 정확한 비용 관련성을 찾아야 할 것이다.

공유 자원의 분배

어떤 특정한 투입 자원을 당신이 연구하고 있는 일차보건의료사업만을 위하여 사용한다면 그 자원의 비용은 모두 다 그 사업의 비용이 될 것이다. 그러나 대부분의 사람들, 건물, 차량, 사회운동 및 물자는 여러 과제에 공동으로 사용되며, 당신의 사업에 이용되는 것은 그 중 일부분이다. 그리고 사업 내에서도, 다양한 형태의 진료를 제공하는 직원과 같이 투입자원을 공유하는 서비스가 많을 것이다.

'공유 자원(shared input)'이라는 용어가 단지 다른 사업이나 활동에서도 동일한 자원을 사용하고 있다는 것을 의미하는 경우도 있다. 예를 들어 두 가지 질병관리사업에서 같은 약품을 사용할 수 있다. 실제로는 각 사업에 얼마나 많은 양의 약품이 사용되었는지 결정하기는 어려울 것이다. 그러나 이론상으로는 문제가 없다. 당신의 사업(그리고 중요한 질병)이 존재하지 않았다면 더 적은 양의 약품을 사용하였을 것이며, 사업의 약품비를 나타내는 것은 이 양만큼의 가치이다. 사용된 약품과 그 약품에 지불한 가격을 보여주는 기록을 검토할 필요가 있다.

더 이상 나눌 수 없는 투입자원(예를 들어 인력이나 차량)의 경우에 상황은 더욱 어렵다. 어떤 종류의 분석을 하는가에 따라 다른 사업과 공유하는 자원을 측정할 필요성 여부가 결정될 것이다. 예를 들어 한 사업의 초기 몇 년간에 필요한 재정을 알고자 한다고 가정하자. 초기에는 사업의 규모가 크지 않으므로 기존의 건물과 차량을 사용할 수 있을 것이다. 새 사업이 실행되지 않을지라도 이런 자원은 비용이 들어가는 것이기 때문에 그 비용을 추가 재정으로 계산하는 것은 적절하지 못하다. 이런 점에서 새 사업에는 건물과 차량의 증가분은 없다.

그러나 이런 경우는 극히 드물다. 예를 들어 보통 일반적인 보건행정과 관리를 분리된 사업 하나하나와 결합시키기는 어렵다. 이 말이 곧 관리와 행정 능력을 증가시키지 않고도 새로운 사업을 시행할 수 있다는 뜻은 아니다. 새로운 사업의 규모가 아주 작지 않은 한 보건의료체계 내에 존재하고 있을지도 모르는 어떤 가외의 능력(예를 들어 여분의 시간이나 공간)은 빠르게 소실되어 새로 추가 자원이 필요하게 될 것이다. 따라서 새로운 계획을 세우면 비용이 증가될 것이다.

따라서 다양한 사업간에 공유자원의 비용을 나누는 정확하고 합리적인 방법을 찾을 필요가 있다. 이 과정을 비용 할당(cost allocation)이라고 한다. 이 비용 할당은 사업과 서비스 수준에 따라 중요도와 난이도에 차이가 있다.

각 투입자원의 요소 중에서 비용을 결정하는 특정 요소가 무엇인지 밝히면서 시작하는 것이 좋을 것이다. 아래 표는 여러 형태의 자원 중에서 가장 직접적으로 비용을 결정하는 요소를 정리한 것이다.

투입	비용 결정 요소
차량	이동거리/사용시간
장비	사용시간
건물	사용시간/사용공간
인력	작업시간
장비	무게/양
차량 운영 및 유지	이동거리/사용시간
건물 운영 및 유지	사용시간/사용공간
기타 투입자원	다양

이상적인 방법은 이 요소를 직접 비용을 할당하는 기반으로 사용하는 것이다. 따라서 인력의 경우, 해당 사업에 투여하는 시간을 측정하여야 한다. 공동으로 사용하는 차량의 경우에는 해당 사업에 관한 일로 이동한 거리나 사용시간을 측정하여야 한다. 공동으로 사용하는 다른 자원도 이와 비슷한 방법을 사용하면 된다. 비교적 간단하게 할 수 있는 경우도 있다. 예를 들어 직원은 하루의 몇 시간 또는 일주일

에 며칠간 예방접종 사업을 할 것이고, 건물의 일정한 공간도 예방접종에 사용될 것이다. 그러나 이렇게 간단하지 않은 경우도 있다.

직원이 해당 활동에 소요하는 시간 비중을 정확히 측정하는 것이 특히 중요하다. 그 이유는 기본적으로 인건비가 중요하다는 점은 제외하고도, 이 비율을 이용하여 다른 공유 자원의 비용을 배분하기 때문이다. 예를 들어 예방접종 사업에 배분되어야 할 차량 비용의 비율을 측정할 수 없다면, 사업에 소요하는 직원의 시간 비중을 이용하여 차량의 공유 비용의 가치를 배분할 수 있다. 직원이 근무시간의 반을 예방접종 사업에 사용하고 있다면 이동에도 반을 사용하고 있다고 가정하는 것이다.

그런데 보통 직원의 시간은 측정하기가 쉽지 않다. 예를 들어 예방접종은 일반적인 아동 진료의 한 부분으로 이루어지며 직원들은 어느 한 기간에도 여러 가지 다른 활동을 한다. 아주 정확하지만 그리 실용적이지는 않은 시간 측정 방법이 있다. 예를 들어 일정 기간이 지난 후에 직원들에게 시간을 어떻게 사용하였는가를 기억하도록 하는 것은 어렵기 때문에, 다음과 같은 방법을 쓸 수 있다.

- 직원들에게 일상적으로 또는 일정 기간이 지난 후에 시간표를 작성하도록 한다.
- 일정한 날을 무작위로 추출하여 그 날의 직원의 시간을 관찰하여 그들이 매 30분마다 무엇을 하는지 기록한다. 이 방법은 돈과 노력이 너무 많이 들기 때문에 실현성이 거의 없다.

이런 방법은 거의 실현성이 없기 때문에 그 대신 대체자료—즉 비용의 직접 결정요인과 밀접히 관련되어 있다고 생각하는 변수—를 이용할 필요가 있다. 인건비를 배분하는 데 사용할 수 있는 유용한 대체 자료는 특정한 기능을 위해 방문한 사람의 비율이다. 예를 들어 급성 호흡기 감염을 치료하는 직원이 소비하는 시간의 비율은 그 질환으로 보건소를 방문하는 사람의 비중과 같다고 가정할 수 있다. 시간과 방문은 같은 방식으로 증가한다고 가정한다. 이동 거리를 기록하지 않은 모자보건 사업에 사용되는 차량의 경상비를 추정하기 위해서, 각 이동은 미리 정해진 사업을 위한 것이라는 가정하에 차량이 해당 활동에 사용된 시간을 알아볼 수 있다. 이 때의 가정은 시간과 거리는 밀접히 관련되어 있다는 것이다.

직접적으로 비용을 결정하는 요인을 측정할 수 없어 대체자료를 사용할 수밖에 없다면, 대체자료를 선택할 때는 그 아래 있는 가정을 알고 있어야 한다. 이 가정이 맞지 않다면 대체자료는 정확하지 않을 것이다. 예를 들어 급성 호흡기 감염을 치료받기 위해 방문한 사람의 비중에 따라 임금을 배분하는 것은 이 질병으로 방문한 사람이 다른 질병으로 방문한 사람과 같은 양의 시간이 소요된다고 가정한 것이며, 한 가지 이상의 증세를 가진 환자는 고려하지 않는 것이다. 합리적인 대체자료가 없고, 더 정확한 방법을 사용할 수 없는 경우에는 직접 측정해야 한다. 보통 합리적인 오차 범위 안에서 목표를 달성하는 방법을 찾을 수 있을 것이다. 필요한 정보를 이용할 수 있다는 가정하에 190면에 있는 연습문제를 풀어 보고 비용 배분을 실제 모습을 살펴보시오.

효과의 측정

앞의 모듈에서는 비용 정보의 이용법을 알아보았다. 비용 정보를 이용하여 알아볼 수 있는 것 중의 하나가 바로 **효율**(efficiency)이다. 효율은 한 활동의 비용뿐 아니라 편익도 고려하며, 활동의 긍정적인 면과 부정적인 면을 평가한다.

한 활동이나 프로그램의 '동전의 다른 면'을 묘사하는 용어는 여러 가지가 있다. 자주 사용하는 용어로 결과(consequences), 성과(outcomes), 산출(outputs), 편익(benefits), 결과(results), 영향(impact), 또는 효과(effects) 등이 있다. 이런 용어들은 비슷하지만 모두 다 같은 의미로 사용되는 것은 아니다. 그 중에서도 '편익'과 '효과'가 경제적으로 가장 크게 차이가 난다. 편익은 엄격히 말하면 돈으로 측정할 수 있는 성과만을 말하고, 효과는 한 보건 활동으로 구한 사람(life)의 수와 같이 돈으로 표현되지 않는 성과를 말한다.

보건사업의 중요한 성과를 모두 돈으로 환산하기 어렵기 때문에(사람의 목숨을 얼마의 값으로 치겠는가?), 이 책에서는 편익보다는 효과에 초점을 맞춘다. 효과는 목표가 달성된 정도의 척도이다. 일차보건의료사업은 대부분 대상 주민의 건강 수준의 개선, 즉 예방이 가능한 질병의 발생률을 줄이거나 모자보건 수준을 올리는 것 등을 궁극적인 목표로 하고 있다.

<모듈 9>에서는 효율 측정을 위해 비용과 효과를 결합시키는 방법

에 대하여 설명하고 있다. 이것이 비용-효과분석이다. 현재까지는 효율이라고 할 때, 비용을 효과로 나눈 것, 즉 한 사업으로 구한 사람의 생명당 비용이라고 생각하면 충분하다.

$$\frac{비용}{구한\ 생명의\ 수}$$

효과 지표의 선택

효과의 지표(indicators)나 척도(measures)에는 최종 결과보다는 중간의 변화를 반영하는 것이 더 많다. 예를 들어 영양교육사업을 벌여 영양실조와 사망률을 낮추려면 먼저 지역 주민들을 교육하여야 하고, 교육을 받은 지역 주민들은 자신들이 먹는 식량을 바꾸거나 또는 음식의 조리법을 바꾸어야 한다. 교육을 받은 사람의 수나 행태를 바꾼 사람의 수와 같은 중간 결과는 효과의 부분적인 척도가 될 수 있다. 중간 결과의 가장 큰 장점은 측정과 해석이 상대적으로 쉽다는 것이다. 궁극적인 건강 수준 자료를 이용할 수 없을 때라도, 이런 중간 측정치를 보고 결과를 어느 정도 예상할 수 있다.

구강 수분재공급 사업(oral rehydration programme)을 예를 들어 설명하면 다음과 같다. 투입물(예를 들어 직원과 구강 수분재공급용 소금)의 이용을 보고 중간 효과(예를 들어 어머니들이 자녀들을 위해 구강 수분재공급용 소금을 이용하게 하는 지식과 태도가 증가되는 것)를 가지고 있는 서비스 제공(예를 들어 구강 수분재공급용 소금의 제공과 이 소금을 왜, 어떻게 사용하는가에 대한 안내)을 알 수 있고,

이 중간 효과(intermediate effect)는 장기적으로 건강 수준에 영향 (예를 들어 5세 이하 어린이들의 사망률 감소)을 미칠 것이다.

연습문제를 풀기 전에 잠깐, 당신이 비용을 계산하려고 하는 보건 사업의 효과에 관하여 다음 핵심 질문에 답하시오.

- 사업의 주요 목표는 무엇인가?
- 이 목표 중의 어떤 것, 또는 어떤 것들의 조합이 건강수준에 관한 단 하나의 지표로 표현될 수 있겠는가?
- 사업의 중간 산출물 중 중요한 것 세 가지를 들어보시오.

비용-효과분석에서는, 적어도 두 가지, 즉 사업 또는 활동을 조직하는 방식과 사업에 들어가는 투입자원을 비교한다. 이상적으로 볼 때는, 비교하는 방법간의 중요한 차이를 모두 파악할 수 있는 효과 척도를 선택해야 한다. 예를 들어 방송에서 피임법의 이용을 장려하는 두 가지 다른 내용을 비교한다고 하자. 이 경우 각 방송 내용에 접하는 사람의 수는 좋은 결과 척도는 아니다. 왜냐하면 단순히 방송 내용을 듣는다고 해서 청취자의 행태가 바뀐다고 할 수 없고, 내용이 다르면 피임법 이용에 주는 효과도 다를 것이기 때문이다. 실제로 필요한 것은 피임 이용률의 변화를 측정하는 것이다.

한편 똑같은 내용을 저녁 6시에 방송하는 방법과 저녁 8시에 방송하는 방법을 비교한다고 하자. 이 때는 대상 집단 중에서 방송을 들은 사람의 수가 상당히 적절한 척도가 될 수 있다. 그러나 두 가지 서로 다른 피임법을 비교하려고 할 때는, 방송을 들은 사람의 수나 피임 이용률은 적절한 방법이 아니다. 피임의 효과나 출산율(비록 출산율은 장기간에 걸쳐 영향을 받을 것이지만)과 같은 영향 척도를 이용하는 것이 좋을 것이다.

여러 가지 방법의 결과를 비교하고자 한다면, 보통 비교하는 방법들간에 차이가 클수록, 상품과 서비스 산출에서의 변화보다는 건강수준 변화의 척도가 더 필요할 것이다.

그러나 이와 동시에, 중간 산출에서 더 나아가 최종 결과인 건강에 미치는 영향을 알려고 하면 측정이 어려워진다는 것을 알아야 한다. 건강수준의 변화를 측정하는 것은 어렵고 비용이 많이 드는 일이다. 보통 기초조사와 추구조사를 하고, 수많은 변수에 대한 자료를 수집하고, 대규모 인구를 조사해야 알 수 있다. 비록 어떤 변화를 측정하는 데 성공하였다 해도, 변화의 원인을 제시하고, 특히 특정 사업이 변화에 얼마나 영향을 미쳤는지 제시하는 것은 무척 어려운 일이다. 행태나 지식에 대한 효과를 측정하는 것 역시 이것보다는 덜하지만 상당히 어렵다.

이런 이유로 인해 보통 서비스 산출(예를 들어 예방접종을 맞은 어린이의 수, 분배된 피임약 수, 제공된 치료 수 등)을 효과 척도로 사용하도록 권장하고 있다. 이런 자료는 일상적으로 수집되므로, 기존 자료를 이용할 수 있다. 따라서 이런 자료를 이용할 수 있는 곳에서는 건강 수준에 대한 효과를 검토하는 방향으로 나아갈 수 있다.

하나 이상의 효과 척도를 갖고 있는 방법을 비교할 때는 척도가 하나인 방법을 비교할 때보다 해석하기가 훨씬 어렵다. 그러나 여러 가지 방법간의 차이를 모두 다 잘 나타내고 있는 하나의 결과 변수를 찾아내기(또는 측정하기)가 어려운 경우도 있다. 따라서 이런 때는 하나 이상의 변수를 선택할 수도 있다. 예를 들어 의료시설의 두 가지 다른 인력 구조를 비교한다고 하자. 이 경우에는 인력구조를 예방접종수, 산전 진료와 가정방문 횟수의 면에서 비교하여 보아야 한다.

앞에서 논의한 사항들을 직접 다루어 보려면 195면에 있는 <연습 문제 5A>를 풀어 보시오.

효과 척도의 장점

잠재적인 효과 척도가 어떤 장점을 가지고 있는지, 그리고 척도로서 적합한 것인지를 평가할 때는 여러 가지 점들을 고려하여야 한다. 그 중에서 가장 중요하게 고려하여야 할 사항들은 다음과 같다.

여러 방법 사이에서 효과 척도를 비교할 수 있는가?

비교하고자 하는 모든 사업에서 똑같은 의미를 갖는 결과 척도를 선택하는 것이 가장 이상적이다. 다시 말해서 각 방법간의 차이가 결과 척도의 수치에 반영되어, 결과 척도가 각각 다르게 나와야 한다는 것이다. 질적으로 다른 결과 척도를 이용하여 여러 대안들을 검토한다면 선택에 별 도움이 되지 못할 것이며, 그 척도가 건강에 미치는 영향이 다르다면 더욱 그럴 것이다.

예를 들어 '도움을 받은 분만수'라는 결과를 가지고 볼 때, 한 방법은 병원에 있는 의사에게 도움을 받은 것이고 다른 방법은 마을에 있는 전통적인 조산사에게 도움을 받은 것이라면, 이 두 방법이 건강에 미치는 영향은 아주 다를 수 있다. 두 집단에서 표본을 추출하여 사전에 상대적인 지식과 기술을 평가하면, 건강에 대한 결과가 비슷한지 아닌지를 결정하는 단서를 약간 얻을 수 있을 것이다. 이처럼 질에 관한 자료가 있으면 각 방법간에 중간 결과와 건강에 미친 영향 사이의 연계가 같은지 다른지 알 수 있을 것이다. 질적인 차이가 별로 없다면, '도움을 받은 분만수'를 이용하는 데 문제가 없을 것이다. 만약 질적인 차이가 크게 난다면 다음 방법 중의 하나를 선택해야 할 것이다.

- 건강과 사망의 연속선상의 극단에 있는 결과 척도를 선택한다 (예를 들어 주산기 사망률).
- 결과 척도에 질적인 차원이 일부 포함되도록 결과 척도를 다시 정의한다. 예를 들어 '훈련받은 인력의 도움을 받고, 탯줄이 위생적으로 처리된 분만'이나 '시설 분만'으로 다시 정의한다.

또 다른 사례를 검토해 보자. 동일한 수의 여성을 대상으로 임산부 프로그램을 시행하고 있는 두 지역을 비교한다고 하자. 두 지역 모두 매주 한 번씩 임산부 교실을 운영하고 있으며 여기에 약 50명의 여성이 참가하고 있다. 이것이 두 지역의 모자보건 사업 중에서 산전 진료 사업은 임산부의 건강 보호에 동일한 효과를 발휘한다는 것을 의미하는가? 차이점은 어떤 것일까? 여기서는 적어도 다음 네 가지 요소를 잘 살펴볼 필요가 있다.

- 산전 방문의 수
- 파상풍 주사를 맞은 여성의 수
- (연령, 신장, 가족수, 임신력, 영양상태 및 만성질환의 이환 여부와 같은 기준을 이용하여) 여성들의 '위험' 수준을 정확히 판단하였는가?
- 치료와 의뢰 등이 위험 평가에 기초하여 적절히 결정되었는가?

이런 요소를 판단한 다음에야 두 지역이 유사한지를 평가할 수 있다. 두 지역간에 유사점보다는 차이점이 더 크다고 생각되면, 질적인 차이를 구체적으로 나타낼 수 있는 새로운 척도를 만들어내야 한다. 예를 들어 '적어도 산전에 두 번 이상 방문하고, 위험을 평가받아 적절히 치료받거나 의뢰되고, 파상풍 주사를 두 번 맞은 여성의 수'와 같은 것이다.

치료의 질이 중요하기 때문에 '효과적으로 치료받은 환자'와 같이 산출의 특정한 질을 구체적으로 나타낼 수 있는 효과 척도의 이용도 고려하여야 한다.

또 환자를 서로 비교할 수 있는가도 체크해야 한다. 환자의 질병 중증도가 비슷한가, 질병구성은 비슷한가 하는 점을 살펴보아야 한다.

이외에도 특정한 질병으로 치료받은 수를 고려할 때, 다음과 같은 네 가지 중요한 요소에 따라 효과 지표가 건강에 대해 갖는 의미가 달라질 수 있다는 것을 염두에 두어야 한다. 이 요소들은 치료, 예방, 교육 등을 받은 수와 함께 건강에 미치는 영향을 결정한다.

- 환자가 지시한 치료를 잘 따르는가?
- 진단은 정확한가?
- 의사는 진료 지침을 잘 따르는가?
- 효율, 즉 비용에 대한 효과는 어느 정도인가?

시간 부족이나 다른 장애물로 인해 이런 요소들을 모두 다 고려하기는 어려울 것이다. 그러나 할 수 있는 정도까지는 해야 한다.

부작용이 있는 효과 척도인가?

효과 척도에서 고려해야 할 두 번째 측면은 **포괄성**(comprehensiveness)이다. 앞에서 언급한 단계—기본 투입이 중간 결과를 거쳐 건강에 영향을 미친다—는 복잡한 과정을 단순화한 것이다. 따라서 이런 주요 과정에서 부수적인 것들이 생길 수 있지만, 보통 이런 것은 무시해버린다. 특히 의도하지 않은 효과이거나 부정적인 효과(예를 들어 가끔 발생하는 백신의 부작용)라면 더욱 그렇다. 그러나 어떤 특정 방법에서 이렇게 다른 결과가 나타나는 빈도가 현재 고려하고 있는 방법보다 훨씬 크거나 작다면, 적어도 그 사실을 기록하여야 하고 가능하다면 빈도를 측정하여야 한다.

예를 들어 두 가지 콜레라 백신을 비교한다고 하였을 때, 콜레라 발생률을 낮추는 효과는 같다고 하자. 그러나 한 백신은 때때로 부작용이 발생한다. 이 때 부작용 빈도 결과를 조사하여 부작용이 어느 정도일 때, 정책에 영향을 미치는지 결정할 수 있다.

생길 수 있는 또 다른 부작용은 196면에 있는 <연습문제 5B>에 제시되어 있다.

가장 바람직한 효과를 나타낼 수 있는 척도인가?

효과 지표는 당신이 가장 크게 관심을 갖고 있는 결과를 보여주는 것이어야 한다. 효과가 가장 큰 사업이 가장 좋다(비록 그 사업이 비용이 많이 들고 효율은 떨어진다고 하더라도 그렇다). 바람직한 결과는 분명한 것처럼 보인다. 더 많은 직원이 훈련받는 것, 더 많은 약이 분배되는 것, 영양실조가 적은 것 등등이다. 그러나 사업의 궁극적인 목표가 무엇인지, 그리고 선택한 척도가 그 목표를 반영하는지에 대하여 주의깊게 생각해 볼 필요가 있다. 예를 들어 영양사업의 목표가 영양실조에 걸린 사람의 수를 줄이는 것이라는 점은 의심의 여지가 없다. 그러나 영양사업이 성공적일 때, 실제로 영양실조에 걸린 어린이의 수가 늘어날 수도 있다. 왜냐하면 영양사업을 벌임으로써 이 사업이 없었다면 죽었을지도 모르는 어린이를 살렸지만 그 어린이가 아직도 영양실조 상태에 있을 수 있기 때문이다. 따라서 무엇을 성취하려고 하는지 결정하여야 한다. 그래야만 가장 좋은 척도를 선택할 수 있다(여기서는 사망률과 영양지표를 결합한 척도가 적절할 것이다).

민감도는 충분히 높은 척도인가?

5세 이하 아동의 사망은 (비록 측정하기는 어렵지만) 설사성 질환관리사업의 효과를 보여주는 좋은 지표인 것처럼 보인다. 그러나 이 지표를 너무 엄격히 사용하면 사업 목표의 달성 정도를 잘 알 수 없다. 설사로 인한 사망이 줄어들었다 해도, 전체적인 아동의 사망률은 그대로일 수도 있다. 왜냐하면 설사성 질환에서 겨우 살아났다고 해도 그런 어린이는 보통 몸이 약해서 홍역과 같은 다른 원인으로 죽을 수 있기 때문이다.

아동의 사망률을 줄이는 것이 궁극적인 목표라면, 이 경우에는 표본 분석 결과 이 사업은 성공하지 못했다고 판단될 것이다. 그러나 설사로 인한 사망의 감소 그 자체만으로도 가치가 있다고 주장하는 사람들도 있다. 어쨌든 기대 여명이 증가하고, 전체적인 아동의 사망률에 영향을 미치는 다른 질병관리 척도의 선행조건으로 볼 수도 있다.

이 경우 다른 효과 척도를 찾기는 어렵지만, 찾아야 한다. 그 중 하나가 치료 후 생존 연도(측정가능할 경우)가 될 것이다. 이 외에 또 어떤 것을 들 수 있는지 생각해 보자.

효과의 측정

효과를 추정하는 한 가지 방법은 한 지표값이 일정 기간을 거치면서 어떻게 변했는지 측정하는 것이다. 그러나 사업을 벌여 자원을 투입한 결과 지표가 변화된 것이라는 점을 믿을 만한 이유가 있을 때만 효과 추정이 가능하다. 이 절에서는 이런 추정 절차를 간략히 설명하고 있다. 이 책에서는 독자들이 이미 평가 연구를 설계하고 해석해 본 경험이 있고, 대조군이나 비교군 및 기타 관련 사항을 알고 있다는 전제하에 추정 절차는 간단히 언급하고 지나가려 한다. 만약 이런 것들을 잘 알지 못한다면, 다른 책을 읽거나 아니면 평가 전문가의 도움을 받으면 될 것이다.

효과 지표의 변화를 측정하려면 측정 기간 전후의 지표값을 알아야 한다. 이것을 쉽게 알 수 있는 경우도 있다. 예를 들어 훈련 프로그램의 경우, 훈련받은 직원의 수는 쉽게 알 수 있을 것이다(그러나 그 이후의 전개과정을 다 알기는 어려울 것이다). 그러나 지표값을 알기 힘든 경우도 있다. 한 지역사회에서 사망이 줄어들었는지 그리고 사망률이 줄어들게 된 이유가 특정 사업 때문인지를 밝히는 것은 상당히 어려운 일이다. 먼저 사업 전과 후의 사망률을 알아야 한다. 이런 통계자료가 일상적으로 수집되지 않는다면, 지역사회 조사를 하여야만 할 것이다.

모든 사건(즉 지역사회에서 일어난 전체 사망수)에 대한 자료를 다

수집할 수 없다면, 표본을 뽑아 분석해야 할 것이다. 이 표본수는 적어도 어떤 중요한 변화를 알아낼 수 있을 정도는 되어야 한다. 보통 표본추출을 하려면 전문가의 도움을 받아야 한다.

관찰한 변화 중에서 어느 정도가 특정 사업에 의한 변화인가를 정할 필요가 있다. 이것을 정하는 것은 쉬울 수도 있다. 예를 들어 영양교육사업의 효과에 관한 척도가 교육을 받은 어머니의 수라면, 이것을 직접 모니터할 수 있다. 그러나 영양실조에 걸린 어린이 수의 감소를 지표로 정했다면 매우 어려운 일이 될 것이다. 왜냐하면 영양실조에 걸린 어린이 수가 줄어든 것이 교육사업의 결과인지 아니면 그 해의 수확이 좋았던 것과 같이 다른 요인 때문인지 판단하기가 어렵기 때문이다.

이처럼 효과를 추적하기가 어려운 경우에는 이 사업을 벌이지 않은 다른 지역 주민(즉 영양교육사업이 없었던 지역 주민)과 시험군을 비교할 필요가 있다. 이 비교군의 다른 특징이 모두 시험군과 같다면 아주 이상적이다. 이렇게 시험군을 비교군과 비교하면 사업이 없었더라도 변화가 일어났는지 아닌지를 판단할 수 있게 될 것이다. 이런 비교군을 '대조군'이라고 부른다.

다른 방법으로 구할 수 있는 효과 척도도 있다. 예를 들어 관리하고 있는 질환의 발생률을 직접 또는 다음과 같은 방법으로 구해 예방접종 사업의 효과를 측정할 수 있다.

$$효과 = 예방접종을 맞은 사람의 수 \times 백신의 효능$$

그러나 이것은 백신의 효능을 알고 있다고 가정한 것이다.

건강과 관련된 여러 가지 결과와 서비스 투입과 효과는 계절에 따라 달라진다. 따라서 이런 효과는 일년 동안 측정해야 한다. 아마 모든 효과를 측정하기는 어려울 것이다. 예를 들어 보건기관에서는 월별 통계나 연도별 통계자료를 만들지 않을 수도 있고, 그 자료를 신속하게 보고하지 않을 수도 있다. 따라서 일일 기록이나 주별 기록을 무작위로 선택하여 표본 조사를 할 필요가 있다(<모듈 3>의 표본추출 부분을 보시오).

한 사업의 효과가 투자 기간 이후까지 계속되는 경우도 있다. 예를 들어 교육사업은 행태에 장기적인 영향을 미칠 수 있다. 만약 이런 장기적인 효과를 측정할 수 있다면, 이 장기적인 효과도 사업의 효과에 포함시키기 위해 장기적인 효과를 적절히 조정할 필요가 있다. 이렇게 효과를 '조정'하는 단계에서는 전문가의 도움을 받을 필요가 있다(이 부분은 <모듈 10>에서 더 자세히 설명한다).

효과 자료의 출처

사업을 실제적으로 평가하려고 한다면, 기존의 자료에서 얻을 수 있는 적당한 효과 척도를 찾아내는 데 집중하는 것이 좋을 것이다. 현재 일상적으로 수집되는 자료로 이런 목표를 충족시킬 수 없다면, 시간과 자원이 허락하는 한계 내에서 자료수집체계를 개선시킬 가능성이 있는지 잘 살펴보아야 한다. 일상적으로 수집되는 일반적인 자료원 중에서 효과 척도로 사용할 수 있으리라고 생각되는 자료 형태를 다음에 적어 놓았다. 표에서 분명하지 않은 것은 각 척도가 적용될 수 있는 특정 형태의 사업을 찾는 것이 좋다는 것을 알게 될 것이다.

다른 조사나 인구조사를 이용하여 효과 자료를 수집할 가능성이 있는지 검토해 보라. 다른 이유로 행태 변화나 건강에 미친 영향에 관한 연구가 수행되었다면, 그리고 연구자가 당신의 필요성을 인정해 준다면, 그 기회를 이용하여 비용분석도 그 연구 안에 포함시켜야 한다.

자료원	자료 형태
보건시설 자료 (진료소 등록부, 환자 기록)	예방과 치료를 받으러 온 환자수, 진단, 검사 결과, 치료, 약, 처방 및 분배된 피임약, 영양수준
병원자료	위의 자료, 입원환자에 관한 위의 자료, 과거 진료에 관한 자료, 병원에서의 출산수
사업 보고서	예방접종 사업에 사용된 백신, 가족계획 사업 결과 피임약을 사용하기 시작한 사람의 수
검사실 기록	특정 질병의 진단(예를 들어 말라리아, 콜레라)
신고 질병 기록부	신고해야 할 질병의 발생률
물품 명세서	약품 생산량, 소비량, 분배량
영아사망률	주요 사망원인
산파와 지역사회 기록	출산아의 저체중

효과 척도의 제시

효과에 관한 척도는 양적인 것이어야 한다. 백신을 맞은 어린이 50명, 생산된 캡슐 30,000개, 1,200번의 방문과 같이 수로 표현될 수 있어야 한다. 또 백신을 맞은 어린이의 백분율과 같이 효과를 분율로 표현할 수 있어야 한다. 비율은 포괄범위를 볼 수 있는 유용한 척도이다. 그러나 비용 자료와 함께 해석하기는 어렵다. 가능한 한 결과를 비(ratio)보다는 수로 표현하라. 즉 대상집단 중에서 예방접종을 맞은 어린이의 비율보다는 예방접종을 받은 어린이의 수로 표현하는 것이 좋다.

효과 지표의 의미를 가능한 한 상세하게 정의하여야 한다. 사람에 관하여 효과를 표현한다면, 연령, 성과 거주지를 정의할 필요가 있는지 고려하여야 한다. 또한 측정하는 사건을 가능한 한 자세하게 명기하여야 한다. '질병 X를 치료받은 사람의 수'라는 결과를 보고자 하면, 치료의 종류, 인구집단과 질병의 정의에 대해 상세히 기술하라. '과제 Y를 수행한 직원의 수'를 보고 싶다면 과제의 내용과 참여한 직원에 대해서 상세히 기술하라. '생산된 서비스 Z의 양'을 알려고 한다면 Z를 가능한 한 아주 상세히 정의하라. 이런 방법으로 하면, 무엇을 측정하려고 하는지 확실히 알 수 있고, 나머지 분석도 훨씬 쉬워질 것이다.

이제 197면에서 199면 사이에 있는 <연습문제 5C>와 <5D>를 풀고 이 모듈을 마치기로 하자.

단위 재무 비용의 계산

지금은 앞에서 공부한 내용의 핵심과 척도, 특히 보건의료서비스 비용(<모듈 4>)과 효과(<모듈 5>)에 관한 핵심적인 생각들을 정리할 시간이다. 여기서는 앞에서 배운 것을 응용하여 단위 비용을 계산할 것이다. 이 모듈은 짧지만, 제1부의 내용을 보다 발전시킨 제2부와 실제 적용방법을 기술하고 있는 제3부를 준비하는 단계이다.

단위 비용의 일반적인 특성

단위 비용이란 일종의 단순 평균이다. 즉 산출 또는 결과의 단위당 비용이다. 단위 비용은 다음 장에 있는 것처럼 일차보건의료를 분석할 때 다양하게 적용할 수 있다.

단위 비용(평균 비용이라고도 한다)에 대한 기본 계산법은 어렵지 않다. 전체비용과 산출물의 양을 알고 있다면 다음과 같이 구할 수 있다.

$$\text{단위비용} = \frac{\text{전체비용}}{\text{양}}$$

이 때, 우리는 단위 재무 비용, 즉 재정 지출이라는 면으로 표현된 비용을 말하고 있다는 것을 확실히 기억해야 할 것이다. 다른 경제적 차원도 포함하여 비용을 정의한 다른 형태의 단위 비용은 다른 모듈에서 설명할 것이다.

단위 비용의 사례

이 책을 다 마칠 때까지, 여러 종류의 단위 비용을 계산하고 이용하게 될 것이다. 그러나 지금은 한 일차보건의료사업, 즉 예방접종사업에서 어떤 척도가 사용되어 왔는지를 아는 것이 도움이 될 것이다. 아래에 예방접종을 위한 중요한 단위 비용 척도를 적어 놓았다.

- 즉각적인 서비스(산출물)를 위한 척도: 투여한 약품 1단위당 비용(이것은 다시 백신의 형태에 따라 나누어질 수 있다)
- 중간 효과를 위한 척도: 모든 예방접종을 다 마친 어린이 1인당 비용(이것은 백신별로 다시 나누어질 수 있다)
- 마지막 효과나 건강수준에 미치는 영향에 관한 척도: 피할 수 있었던 질병이나 사망 1건당 비용[좀더 나은 것은 한 생명을 1년간 구하는 데 드는 비용(cost per year of life saved)]

이런 단위 비용들은 포함된 각 산출이나 결과에 적절한 비용이 할당되고 분배될 수 있다는 가정에 기반을 두고 있다. 예를 들어 만약 예방접종 사업이 포괄적인 모자보건 사업의 한 부분이라면, 그 비용은 다른 모자보건 사업 비용과 분리되어야 한다. 사업 내에 있는 항원 특이적(antigen-specific) 척도와 관련된 비용은 모두 계산에 넣어야 한다. 예를 들어 투여한 홍역 백신 1단위당 비용을 계산하려면 전체 비용 중에서 홍역 예방주사에 포함되는 부분만 계산하여야 한다.

보건의료체계의 모든 수준에서 단위 비용을 찾을 수 있다. 보건소장은 서비스의 단위 비용에 관심을 갖고 있을 것이다. 지역 예방접종 사업의 감독자는 한 지역이나 광역자치단체 내에 있는 보건소와 다른 서비스 제공 장소에서 사용하는 약품 1단위당 비용을 비교하는 데 관심이 있을 것이지만, 전국적인 예방접종 사업 감독자는 나라 안에 있는 각 광역자치단체의 평균치에 관심이 있을 것이다. 모자보건 사업을 직접 실행하고 있는 책임자는 예방접종뿐 아니라 다양한 일차보건 의료서비스의 비용과 서비스 제공 장소별 비용을 알고 싶을 것이다.

201면에 있는 <연습문제 6A>를 풀면서 정보를 조직하고, 다른 보건사업(말라리아 관리)의 단위 비용을 계산하고 해석해 보시오.

단위 비용의 이용

단위 재무 비용을 계산하는 것은 원칙적으로는 간단하지만, 결과를 실제에 이용하려면 계산에 포함되는 요소가 정확해야 한다. 전체 비용이나 양을 추정할 때 결함이 있었다면, 단위 비용 역시 문제가 있을 것이기 때문이다.

이 책을 열심히 읽고 공부하며, 배운 것을 실제 연구에 사용해 보려고 노력하면, 실제로 비용분석을 할 수 있게 될 것이다. 비용을 분석하는 방법은 앞의 모듈에서 일부를 설명하였고, 나머지는 제2부와 제3부에서 다룰 것이다. 단순히 산출의 단위 비용만 알면 비용을 분석할 수 있는 것도 있으므로, 이런 방법을 이용하면 여러 서비스 제공 단위별 행정 효율을 비교할 수 있다. 예비적인 비용-효과분석을 위한 표준으로서의 중간 효과를 포함하고 있는 비용분석 이용법도 있다. 앞에서는 한 명의 어린이가 모든 예방접종을 다 맞는 데 드는 비용을 분석하는 것을 사례로 들었다. 좀더 나아가 비용-효과분석을 통해 건강수준에 미치는 영향-예를 들어 피할 수 있었던 죽음 1건당 비용이라는 척도를 이용하여-을 알아볼 수 있을 것이다.

또한 투입 형태에 따라 비용 추정을 분류하는 것도 좋은 방법이다. 인력 비용을 따로 구분하고, 직원이 얼마나 효율적으로 일하고 있는가를 시간별로 또는 제공단위별로 검토할 수 있다면 더 좋다. 여러 가지 비용분석 적용법은 다음에 나오는 모듈에서 더 자세히 다룬다.

제2부

비용-효과분석

경제적 비용의 측정과 이용

경제적 비용이란 무엇인가?

비용이라고 할 때, 특정 자원을 이용하기 위해 얼마나 많은 돈을 지불하는가 하는 면에서 생각하는 경우가 많다. 그러나 비용을 더 넓게 보는 방법도 있고, 더 넓게 보는 것이 더 유용한 경우도 있다. 이런 방법은 기본적으로 어떤 사물은 가격(price)으로는 충분히 포착되는 않는 가치(value)를 갖고 있다는 사고에 기초를 두고 있다. 일반적으로 돈은 전혀 또는 별로 지불하지 않지만 자원을 매우 많이 투입하고 있는 보건사업이 많다. 예를 들어 자원봉사자들은 돈을 받지 않고 일한다. 보건교육 자료도 무료로 널리 보급된다. 여러 단체나 개인들이 백신이나 다른 장비를 무료로 기부하거나 아니면 아주 싼 가격에 공급해 주기도 한다.

그렇다면 이렇게 투입되는 자원은 비용이 전혀 들지 않는 것이라고 할 수 있는가? 사람들의 관심사에 따라 이 질문에 대한 답은 달라질 수 있다. 비용을 들이지 않고 얻은 자원은 계산하지 않아도 되는 경우도 있다. 예를 들어 예산액과 실제 지출액간의 차이를 보는 것이라면 당연히 계산하지 말아야 한다. 돈을 주고 사지 않은 자원은 지출 항목에 기록되어 있지 않을 것이고, 따라서 무시해도 좋다(즉 그런 자원의 재무 비용은 0이다).

그러나 사업을 장기적으로 계속할 수 있는가에 관심을 갖고 있다면, 일부 투입 자원을 기부받았거나 아니면 시장 가격보다 더 싸게 샀다고 해도 모든 투입물의 전체 비용을 추정하여야만 한다. 그 뿐 아니라 공무원은 한 보건사업을 실행함에 따라서 전체 자원이 어떤 영향을 받는지 고려하여야 한다. 한 사업의 편익을 위하여 여러 자원을 동원한다면, 사회는 다른 활동에 그 자원을 사용할 기회를 잃어버리는 것이다. 이렇게 잃어버린 기회는 사회가 안아야 하는 비용이다. 예를 들어 자원봉사자가 보건사업을 하는 데 사용하는 시간은, 그렇지 않았으면 자신들의 땅을 갈거나 아니면 돈을 받고 일을 하였을 시간일 것이다. 이런 다른 활동에서 그들이 받을 수 있었던 보상이 그들이 보건사업에 투여한 시간 비용의 척도이다.

경제학에서는 비용에 관한 이런 접근법을 '기회 비용(opportunity cost)'이나 '경제적 비용(economic cost)'이라는 용어로 설명한다. 기회 비용이란 그것을 선택하지 않았으면 다른 곳에서 생산적으로 이용되었을 수 있는 자원을 이용하는 비용을 의미한다.

경제적 비용을 이용한 분석은 재무 비용을 이용한 분석과는 다르다. 그러나 재무 비용에 의사결정에 도움이 되는 추가 정보를 제공해 줄 수 있다.

경제적 비용의 측정법

기부받은 상품과 서비스

일반적으로 개인이나 지역사회는 노동력, 건축 자재와 식량 등의 상품과 서비스를 보건사업에 기부한다. 민간기업이나 공공기관은 주로 텔레비전이나 라디오에 보건교육시간을 무료로 배정해 주거나 신문 지면을 제공하거나 차량과 같은 자원을 제공한다. 기부받은 상품과 서비스의 값어치를 정하는 가장 쉬운 방법은 그 상품이나 서비스의 시장 가격을 살펴보는 것이다. 예를 들어 라디오 시간의 경우, 방송 기간과 하루의 방송 시간을 감안하여 일반적인 라디오 방송국의 광고비를 알아보면 된다. 즉 방송국에서 보건사업에 시간을 배정하지 않았다면 그 시간에 무엇을 하였을 것인가를 고려하는 것이다. 자원봉사자의 노동의 경우에는 이 사람들이 다른 곳에서 임금을 얼마나 받을 수 있는지 알아본 후, 그것을 그들이 투여한 시간 비용으로 이용하면 될 것이다. 자원봉사자들이 현재 고용되어 있지 않다면 보건의료체계 내에서 동등한 일을 하는 노동자에게 지급되는 임금률을 적용하거나, 그 지역 농업노동자의 평균 임금이나 최저임금을 이용할 수 있을 것이다.

기부를 받았거나 가격을 할인하여 구입한 자원의 경제적 비용을 추정할 때, 어떤 것이 경제적 비용이고 어떤 것이 재무 비용인지 확실하게 구별해야 한다. 202면에 있는 <연습문제 7A>를 풀면서, 기부받은 자원의 경제적 비용을 추정해 보시오.

가격이 정확하지 않은 투입요소

기회 비용이나 경제적 비용이라는 개념은 비용이 지불되지 않은 자원의 가치를 정하는 것 이상의 의미가 있다. 또한 이 개념은 비용이 지불되는 자원을 비롯한 **모든** 자원을 평가하는 데 가격을 사용하는 것이 적합한가 하는 의문을 제기한다. 어떤 사업에 사용되는 자원에 지불하는 가격이 항상, 사회에서 통용되는 그 자원의 참가치를 반영한다고 가정할 수는 없다. 경제학자들은 경제적 비용을 산출하기 위하여, 기부를 비롯한 다양한 이유로 조정된 가격을 '그림자 가격(shadow price)'이라고 한다.

다른 경우에도 그림자 가격을 밝힐 필요가 있다. 예를 들어 (경제적 의미에서) 투입 자원의 가격이 부정확할 때, 즉 자원을 보조받기 때문에 그 자원의 가치가 실제 가치보다 낮은 가치로 나타날 때 그렇다. 일례로 한 전문의가 자신의 급료의 일부는 사업 예산에서 받고 나머지는 다른 국가기금이나 원조기구에서 받는 경우를 들 수 있다. 누군가 다른 사람이 보조금을 지불하기 때문에 특정 사업에서 자원을 상대적으로 값싸게 받을 수 있다.

세금, 보조금이나 다른 요소로 변형된 가격을 다룰 경우, 결코 완성된 형태로 또는 완벽하게 비용을 계산할 수 없다. 가격 변형으로 전체 비용이 상당한 영향을 받은 것으로 드러날 때에는—인력의 경우가 좋은 사례이다—적절히 조정한 경우와 하지 않은 경우의 결과를 모두 제시하는 것이 좋다. 예를 들어 어떤 자원의 최저 가격이나 최고 가격을 정하는 법을 만들 수 있다. 이런 사례로는 노동자에 대한 최저임금이 가장 일반적이다. 인위적으로 최저임금을 정하면 저임금 노동의 가격이 올라간다. 이것은 다른 말로 하면, 어떤 사람들은 자신들이 산출하는 가치만큼의 비용을 지불받지 못하고 있다는 것이다. 보건사업에 인력을 고용하는 데 드는 사회적 비용은 그들의 임금으로 정확히 나타내지 못하며, 최저임금이 없는 곳에서는 그들이 산출하는 가치보다 더 적은 양을 반영한다. 실업률이 높은 경우에는, 노동의 경제적 비용이 영에 가까워질 수도 있다(이 경우도 잠재적으로 중요하다).

외환으로 구입하는 투입자원도 진짜 비용을 계산하기가 복잡하다.

특정한 약과 같은 중요한 장비와 물자는 수입되는 경우가 많고 따라서 외환이 필요하다. 그런 투입 자원의 경제적 비용을 알려고 하면, 자국화에 대한 외화의 가치를 표현하는 환율을 이용하여야 한다. 그런데 정부가 정하는 환율은 실제 화폐시장에서 통용되는 환율과 다를 수 있다. 보통 개발도상국에서는 외환의 공급이 부족하다. 그러나 공식적인 환율은 이 점을 반영하지 못하고 외환이 실제보다 더 싸게 나타난다. 따라서 공식적인 환율에 따라 가격을 결정하면 수입된 자원의 가치가 낮아진다. 일반적으로 보건 공무원들이 환율을 조정할 것이라고 기대할 수는 없지만, 높은(국가적인) 수준의 비용분석을 할 때는 도움을 받을 필요가 있다. 이런 연구에 참여하고 있고 그 연구에서 노동력이나 외환을 다루고 있다면, 적절한 '그림자 가격'에 대해 정부의 기획부서, 재무부, 또는 중앙은행에 자문을 구해야 한다.

자본적 투입요소

자본적(경상적이 아닌) 투입요소의 특성과 그들의 재무 비용을 연도별 또는 일정 기간별로 추정하는 방법은 <모듈 4>에서 설명하였다. 경제적 비용과 함께 우리가 관심을 갖는 비용은, 자원을 구입한 시점의 비용보다는 일정 기간(예를 들어 1년) 동안 사용한 자원의 비용이다. 경상비의 경우에는 주어진 특정 연도에 구입한 자원과 사용한 자원은 거의 비슷하다. 사업이 균형을 잃거나, 재고 물품이 특별히 많아지거나 아니면 다 사용되었을 때만 차이가 나타날 수 있다. 그러나 자본재 항목은 특성상 특정 연도에 구입하였다고 해도 여러 해 동안 사용한다. <모듈 4>에서 설명한 것처럼 비용을 연구 기간 전체로 나누는 방법을 사용할 필요가 있다. 대부분의 경우 <모듈 4>에서 제시한 방법—즉 일종의 감가상각을 위하여 전체 자본 비용을 단순히 그 항목의 사용 예상 연수로 나누는 것—을 사용하면 된다. 그러나 경제적 비용에 관심을 갖고 있을 경우에는 이 방법이 적합하지 않다. 왜냐하면 경제적 비용이란 자본적 투입요소를 다른 방도로 이용할 경우의 가치를 고려해야 하는 것이기 때문이다.

아래에 자본재를 경제적 비용으로 계산하는 방법을 제시한다. 이 방법은 약간의 단점이 있고, 보건의료 비용연구에서 항상 사용되지는 않는다. 이 방법은 감가상각과 같이 단순하지 않기 때문에 특히 지역에 있는 인력은 보통 이 방법을 사용하려고 하지 않는다. 그뿐 아니라 이 방법의 자원의 다른 이용방법에 대한 기본적인 고려는 기금을 통합하는 데 드는 비용은 보건부나 특정 사업에서보다 다른 기관에서 더 중요할 수 있다는 사실을 무시하고 있다. 특히 부족한 자원의 국가적 배분이라는 관점에서 볼 때, 자본적 투입요소의 경제적 비용을 추정하면 유용한 정보를 얻을 수 있기 때문에 합리적인 추정법을 연구할 필요가 있다. 여기서는 이 방법을 사용하여 장비의 비용을 추정하는 사례를 제시한다. 물론 이 방법은 장비뿐 아니라 차량에도 적용될 수 있다. 경상비가 아닌 또 다른 중요한 투입 범주인 건물의 비용을 계산할 때는 <모듈 4>에서 설명한 것처럼 임대료에 기반하여 추정하는 것이 아마 더 좋을 것이다. 또 <모듈 4>에서는 장비와 물자를 구분하는 값을 미화 100달러로 정해 가격이 이보다 비싸면 장비로, 이보다 싸면 물자로 정하자고 제안하였다.

가격이 미화 10,000달러이고 10년을 사용할 수 있는 한 장비를 예로 들어 생각해보자. 이 장비가 1년에 미화 1,000달러에 상당한다고 가정하면(10,000/10) 매우 중요한 점을 놓치게 된다. 이 장비에 미화 10,000달러를 투자하였다면 그 돈은 10년 동안 묵혀 있는 것이다. 반면에 1년에 미화 1,000달러만 지불한다고 하면, 나머지 돈(첫 해에는 미화 9,000달러)은 재투자하거나 이자를 받을 수 있다. 1년에 1,000달러를 10년 동안 지불하고 나면, 이자로 약간의 돈이 남게 될 것이다. 다른 말로 하여, 첫 해에 10,000달러를 다 지불한다면, 1년에 1,000달러 이상을 지불한다는 의미이다. 정확한 액수는 그 돈을 다른 방법으로 사용했을 때 벌어들인 액수(예를 들어 이자율)에 따라 달라질 것이다. 다행스럽게도, 이 계산을 쉽게 할 수 있는 표가 있다.

'1년'을 기준으로 장비의 경제적 비용을 계산하려면 다음과 같은 방법을 이용할 수 있다.

- 현재 가치: 비슷한 항목을 지금 구매할 때 지불해야 하는 양을 보아 자본재 항목의 현재가치를 추정한다(즉 원래 가격보다 대체 가격).
- 사용기간: (구매시점에서부터) 실제로 사용기간이라고 생각될 수 있는 항목의 전체 이용 연수를 추정한다.
- 할인율: 경제기획원이나 재무부가 사용하는 할인율을 찾는다. (실제 이자율을 계산하려면 더 어려운 방법을 사용할 수 있다. 즉 돈을 은행에 예금했을 때 받을 수 있는 이자율에서 물가상승률을 빼면 된다. 이보다 더 간단한 방법은 비교적 '높은 편'인 세계은행 할인율 10%를 적용하는 것이다).
- 연가계수(annualization factor): 올바른 연가계수를 찾기 위해 224면에 있는 표준 도표를 참조하라.
- 연간 비용의 계산: 항목의 현재 가치를 연가계수로 나누어 연간 비용을 계산하라.

10,000달러 하는 장비를 위와 같은 방법으로 계산하면 다음과 같다.

- 현재 가치: 10,000달러
- 사용기간: 5년
- 할인율: 10%
- 연가계수: 3.791
- 연간 비용의 계산: 10,000달러/3.791=1년에 2,638달러(반올림한 수)

이 경제적 비용을 이에 상응하는 재무 비용과 비교해 보면 재무 비용은 10,000달러를 5년으로 나누어 1년에 2,000달러라는 점을 기억하라. 장비를 사용하기 시작할 때 가격을 전부 지불하게 되면 예상대로 연간 비용이 증가된다. 203면에 있는 <연습문제 7B>를 풀면서 이 계산방법을 연습하시오.

요약

경제적 비용과 재무 비용이 같은 경우도 많다. 재무 비용을 경제적 비용을 계산하는 출발점으로 이용하라. 그리고 다음의 세 가지 특징을 점검하여, 필요하면 조정하라.

- 기부받은 상품과 서비스: 이것은 값을 계산하여야 하며, 경제적 비용에 포함되어야 한다.
- 변형된 가격: 봉급과 공식 환율이 노동력과 외환의 가치를 각각 제대로 측정할 수 있는지 기획청과 함께 점검하라.

- **자본재**: 지출과 감가상각을 이용하는 대신, 적절한 할인율을 이용하여 해당 자본재 항목의 1년간의 가치를 계산하라.

경제적 비용의 이용 방법

앞에서 이야기한 것처럼, 경제적 비용은 보건사업을 제공하는 전체 사회적 비용의 척도라고 할 수 있다. 그러나 이것은 경제적 비용이 유용하다는 것을 설명해 주기보다는 실제로 경제적 비용이 무엇인가를 설명하는 것이다. 이 절에서는 경제적 비용을 실제에 적용하는 방법을 개략적으로 설명하고, 이 모듈을 마치려고 한다. 그 중의 몇 가지 측면은 제3부에서 더 자세히 설명할 것이다.

사업에 필요한 자원의 비용 자료를 수집하는 중요한 이유는 미래의 예산 요구액을 잘 추정하기 위해서이다. 기부받은 상품과 서비스는 현재 예산액에는 포함되지 않지만 외국의 기부자든 국내의 기부자든 어떤 기부자가 언제까지나 그 사업을 지원하리라고 기대할 수는 없다. 현재 기부받은 상품을 다 써버리거나 자원봉사자가 없어진다면 무슨 일이 일어날 것인가? 정확하지는 않더라도, 어떤 자원에 대한 기부가 줄어들거나 완전히 없어진다면 얼마나 많은 돈이 필요한가를 알아두면 유용하게 사용할 수 있을 것이다.

기부받은 자원의 비용을 측정하는 두 번째 이유는 일정한 정부 자원을 투여하여 지역사회나 다른 자원을 얼마나 많이 동원할 수 있는가를 보여주는 좋은 지표가 될 수 있기 때문이다. 또 이를 통해서 각종 사업에 대한 대중의 호응도를 알 수 있다. 즉 어느 지역에서 자원의 제공이 증가되고 있는지를 알 수 있다.

비용을 추정하는 가장 중요한 이유는 한 사업을 여러 가지 방법으로 실행할 때 각 방법의 상대 효율이 어느 정도인가를 측정하기 위한 것이다. 이에 대해서는 <모듈 9>에서 자세히 설명할 것이다. 여기에는 어떤 특정한 목표를 달성하려면 어떤 것을 희생해야 하는가를 평가하는 것도 포함된다. 정부는 제한된 관점을 취할 수 있고, 자신의 재정 자원의 효과를 극대화할 방법을 찾으려고 결정할 수 있다. 그러나 정부 조직체가 제한된 관점을 가지는 것은 의미가 없다. 정부 조직체에서는 사회 전체에 관심을 가져야 한다. 다른 말로 하면, 정부 부서에서 지불하는 자원뿐만 아니라 해당하는 자원 **모두**를 고려하여야 한다. 그리고 비용을 어떻게 정의하느냐에 따라 이 문제에 대한 답은 아주 다를 수 있다. 가장 높은 지위에 있는 행정가와 정책결정자들이 폭넓은 관점을 가지는 것이 특히 중요하다.

예를 들어 예산에 펌프 구입비는 들어 있지만 펌프 설치비는 들어 있지 않아 펌프 설치는 지역사회에서 책임져야 하는 식수공급 사업의 관리자를 생각해보자. 펌프는 두 가지가 있는데 둘의 성능은 똑같다. 그런데 하나는 가격이 약간 싼 대신 설치하는 데 노동력이 많이 든다. 관리자가 재정적인 투자의 회수를 극대화하는 데만 관심을 갖고 있다면, 같은 돈으로 더 많이 살 수 있기 때문에 아마도 값이 더 싼 펌프를 살 것이다. 그러나 그렇게 하면 특히 보건의료체계의 낮은 수준에 있는 사람들이 펌프를 설치하기 위해 더 많은 노동을 해야 하며, 따라서 그들에게 상당한 짐을 지우는 것이다. 그런데 그들이 실제로 이런 희생을 감당할 수 없어 펌프가 설치되지 못한다면, 펌프를 사는 데 쓴 돈은 가치 없는 것이 될 수도 있다. 관리자가 지역사회의 자원을 고려했다면, 약간 더 비싼 펌프를 선택하는 것이 더 나았을 것이다. 따라서 펌프를 선택하는 데 있어 **경제적** 비용에 기초한 폭넓은 관점을 취하는 것이 더 바람직할 것이다(물론 이 경우에도 설치 후 펌프의 유지 비용과 같은 다른 비용도 고려하여야 한다).

또한 경제적 비용은 재무 비용과 동일한 방법으로 사용될 수 있다. 1년간의 경제적 비용을 계산하면 다음과 같은 것들을 생각해 볼 수 있게 해 준다. 즉 효율 지표로서 서비스 한 단위당 비용, 형평성의 척도로서 수혜자 일인당 또는 한 가구당 비용, 그리고 우선순위의 척도로서 일인당 비용 등이다. 경제적 비용을 이용하는 것보다 재무 비용을 이용하는 것이 나은 경우는 특정 측면의 부담가능성이나 예산 배분과의 비교를 할 때뿐이다.

한 사업의 경제적 비용에 대한 검토를 마무리지을 때, 투입 자원의 표준 범주별로 경제적 비용을 요약하여 표를 만들어 둘 필요가 있다. 그리고 그 표에는 비용을 제공하거나 또는 지원한 곳을 밝혀 놓는 것이 좋다. 이렇게 하면 전체 사업의 비용을 계산할 수 있다. 203면에 있는 <연습문제 7C>를 풀면서 이 과정을 부분적으로 시도해 보자.

가계 비용

<모듈 7>에서는 자원에 지불된 양 이상의 비용에 대하여 설명하였다. 이제 사업의 서비스를 제공하는 데 있어서 사회가 부담하는 모든 경제적 비용을 고려할 수 있게 되었을 것이다. 이 장에서는 비용의 개념을 보건의료를 받는 사람들, 즉 소비자가 부담하는 비용으로까지 확대한다. 이 개념은 생산자에게 한정된 비용의 개념에서 훨씬 더 진전된 개념이다. 사업을 전개하는 데 있어 어떤 특별한 목적을 위해 가계 비용(household costs)을 고려하여야 할 때가 있을 것이다. 예를 들어 비용회수를 목적으로 할 때는 수가를 정해야 한다. 그러나 아마도 대부분의 연구에서는 여기에 관한 비용 자료를 모으고 해석할 필요가 없을 것이다. 그렇지만 가계 비용에 대해 어느 정도 알고 있다면 비용 분석의 기술 수준은 높아질 것이다.

가계 비용이란 무엇인가?

사회 전체의 관점에서 보면 보건의료와 다른 서비스를 받는 데 드는 비용이 바로 서비스 생산 비용이다. 경제학에서는 보건의료서비스 이용의 '수요' 측면이 '공급' 측면과 딱 들어맞는다고 말한다.

진료를 받는 데 부담하는 비용의 본질적인 요소는 무엇인가? 한 보건소에서 치료나 교육을 받으려면, 사람들은 보건소까지 가서 순서를 기다려야 한다. 이렇게 하려면 사람들은 작업 시간에 나와 그 시간만큼의 임금을 포기해야 하거나, 아니면 집안 일을 하지 못하게 된다. 또 그들은 이동하는 데도 비용이 들고, 의사와 상담하고, 약을 받았다면 그 비용도 지불하여야 할 것이다. 말라리아 관리를 위해 각 가정에 살충제를 뿌려야 한다면, 가구 소유자는 집을 비우고 물건들을 치워야 할 것이다. 라디오에서 방송하는 보건교육을 들으려면 사람들은 라디오에 넣는 전지를 사고, 교육이 진행되는 동안 다른 일을 하지 않고 방송에 귀를 기울여야 할 것이다.

시간 비용은 특히 중요하다. 태국에서 말라리아 치료에 관한 한 연구에서 환자의 추정 비용의 약 90%가 시간 비용으로 나타났다. 아마도 당신 자신도 이런 경험을 한 적이 있을 것이다. 환자뿐만 아니라 다른 가족들도 환자를 돌보고, 보건의료를 제공하는 곳으로 그들을 데려가는 데 시간을 사용하게 된다. 또 보건의료시설에 갔지만 아무 치료도 받지 못한 사람들도 비용을 부담하게 될 것이다. 그들은 진료를 하지 않는 시간에 보건소에 갔거나, 치료에 필요한 약이 없거나 아니면 기다릴 시간이 없었던 사람일 것이다. 또 다른 시간 비용은 약을 먹거나 자신이나 아이들을 돌보는 데 드는 시간(즉 설사를 치료하기 위해 구강 수분재공급용 소금용액을 준비하고 먹이는 시간)이다. 206면에 있는 <연습문제 8A>를 완성하면 가계 비용을 더 잘 알게 될 것이다.

때때로 진료를 받을 수 없는 사람이나 질 낮은 진료를 받는 사람이 겪는 문제도 보건의료의 '비용'이라는 용어로 설명한다. 이런 문제를 겪는 사람들은 고통, 두려움, 장애나 죽음을 겪게 된다. 이런 어려움은 비용이라기보다는 부(負)의 편익(negative benefits)―즉 진료의 편익을 받는 데 실패한 것—이라고 생각하는 것이 더 나을 것이다. 여기에서의 논의는 보건의료서비스를 제공하고 얻는 비용으로 제한되어 있다. 여기서는 편익이라는 크고 복잡한 주제(또는 편익이 마이너스일 때의 '비용')는 고려하지 않는다.

왜 가계 비용을 측정하는가?

가계 비용을 측정하는 기본적인 이유의 하나는 이용자의 행태를 더 잘 이해하기 위해서이다. 서비스가 도움이 되려면 사람들이 서비스를 이용하여야 한다. 가계에서 서비스를 이용하는 데 어느 정도나 부담해야 하는지 그 비용을 알면 사람들이 얼마나 많은 서비스를 이용할 것인지 예측하고, 서비스를 이용하지 않는 이유를 설명하는 데 도움이 될 것이다.

사람들은 기대 가치에 근거하여 자신이나 가족이 서비스를 받을 것인지를 결정한다. 만약 치료받는 곳이 너무 멀어 아주 많이 걸어야 하거나 너무 오래 기다려야 한다면, 또는 치료비가 너무 비싸다면, 서비스를 이용할 수 있다 하더라도 그 서비스를 이용하지 않을 것이다. 그 지역에 전통 치료자와 같이 다른 형태의 치료자가 있다면, 이런 전통 치료의 상대적인 비용과 편익을 보고 서비스 이용을 결정할 것이다.

환자가 보건의료서비스를 받은 후 기대 만족도에 영향을 미치는 요소가 몇 가지 있다. 이 요소 중에는 약품의 이용가능성, 직원의 능력과 태도, 장비의 정교함과 이전에 받은 서비스의 성공에 관한 인식 등이 있다. 소비자가 어떤 보건의료서비스를 선택하는 데 있어서 수가보다 서비스 질을 어떻게 인식하느냐가 더 중요하다는 연구 결과도 있다. 환자는 편리하지만 의심스러운 보건의료서비스는 받지 않고 다른 곳에서 자신이 좋아하는 치료를 받을 것이다.

당신이 담당하는 사업에서 수가를 정하려고 생각하고 있다면, 대상 집단에 관하여 적어도 다음의 정보는 알고 있어야 할 것이다.

- 가구당 평균 소득
- 특별 서비스를 받기 위해 비용을 지불할 의사가 있는 주민의 수
- 가구당 평균 소득의 백분율과 1인당 비용(이것은 특정한 서비스(또는 사업 전체)을 제공하는 데 들 것으로 예상되는 비용으로 나타난다)

물론 이 밖의 다른 정보도 필요하다. 그러나 일반적인 비용 연구에서는 가계 비용을 고려할 필요가 별로 없기 때문에 위와 같은 자료를 찾아야 할 경우는 그리 많지 않을 것이다.

가계 비용을 알아보는 기본적 목적의 하나가 이용자의 행태를 이해하는 것이고 또 다른 목적은 소비자의 시간을 비롯한 모든 제한된 자원을, 이익을 극대화하는 방식으로 이용하여 전체 사회의 보건의료 비용을 최소화하려는 것이다. 따라서 공급자와 소비자의 비용 사이에 약간의 조정이 필요한 경우도 있다. 예를 들어 보건소와 방문보건시설이 더 많이 있다면 보건사업의 입장에서 보면 비용이 더 많이 들겠지만, 환자에게는 더 편리하고 비용이 적게 들 것이다. 따라서 약간의 타협이 필요하다. 그러나 이 둘을 적절히 조정하는 것은 쉬운 일이 아니다. 이제 <연습문제 8A>(206면)의 마지막 문제를 풀면서 두 비용 간의 균형을 맞추는 방법에 대해 공부해 보자.

보건의료서비스의 사용자를 고려하지 않으면 이들이 불필요한 비용

을 부담하게 된다는 것을 보여주는 사례는 아주 많다. 예를 들어 환자들이 불편하고 번잡한 가운데 치료를 받기 위해 오랜 시간 기다리는 것은 전세계의 여러 보건시설에서 흔히 볼 수 있는 현상이다.

이런 현상은 보건소의 자원이 부족하기 때문이기도 하다. 그러나 아주 간단한 변화만 주어도(보건소에 최소한의 비용만 제공하여도) 기다리는 시간이나 불편을 상당히 줄일 수 있다. 이런 변화에는 직원의 재배치, 절차의 합리화 등이 있을 수 있다. 즉 사람들에게 대기 의자를 약간 제공하거나 개원 시간을 변경시키면 사람들이 길게 줄을 서서 기다리지는 않아도 될 것이다.

인도의 한 연구에 따르면 한 마을에서 일주일 동안 8명의 환자가 치료를 위하여 병원에 온다고 할 때, 비용은 병원까지 오는 데 64루피(소마차를 하루 빌리는 값이 8루피이다), 약값이 모두 80루피(환자들은 집에서 치료받을 때보다 약간 더 아프다), 임금손실이 32루피(환자와 환자를 데리고 오는 사람의 일당은 2루피이다)이다. 반면 이동 진료반이 이 환자들을 치료하기 위해 그 마을을 방문하면, 마을까지 가는 비용은 20루피이고 약값은 20.5루피이다. 이 경우에 이동 진료반이 방문함에 따라 가계 비용도 줄었고 전달체계(공급자)의 비용도 역시 줄었다.

보건의료서비스의 이용자가 부담하는 비용이 많아지는 것은 때때로 비용-효과 척도에 반영된다. 이 부분은 <모듈 9>에서 더 자세히 배울 것이다. 환자의 비용이 어떤 한계선을 넘으면, 환자는 보건의료시설을 더 이상 이용하지 않을 것이며 따라서 환자수가 줄어들고, 자원이 과소이용되기 때문에 일인당 치료 비용은 더 커질 것이다.

몇 가지 사업에서 보건의료 공급자의 비용과 가계 비용을 비교해보기 위해 이 비용들을 서로 연결시키고자 한다면 두 번 계산하지 않도록 주의할 필요가 있다. 어떤 경우에는 보건의료서비스의 비용이 바로 가계 비용으로 바뀐다. 예를 들어 청구한 약값을 보건사업의 비용에도 집어 넣고 가계 비용에도 넣어서 계산하면 안된다. 환자가 약값으로 0.50달러를 지불하고 보건의료서비스에서 제공한 약값은 2.5달러라면 사회가 부담하는 약값은 2.5달러이지 3달러가 아니다.

가계 비용을 어떻게 측정하는가?

보건의료서비스(또는 특정 서비스)를 이용하는 데 드는 비용에 관심이 있다면 사업에 참여하고 있는 병원, 보건소나 다른 보건의료기관에 오는 사람을 연구할 수 있다. 표본으로 선정된 환자와 인터뷰를 하여 그들에게 해당 기관을 현재 이용하면서 드는 또는 과거에 이용하면서 들었던 가계 비용에 대하여 물어 보는 방법이 있다. 또 그들에게 다른 기관이 아니라 그 기관을 이용하는 (또는 이용하지 않는) 이유와 진료의 질에 어느 정도나 만족하는지 물어 볼 수 있다. 예를 들어 각 기관을 방문하고 진료를 기다리는 데 드는 시간 비용과 같은 특정 정보는 그 기관에서 일하고 있는 직원들에게서 추가 정보를 얻을 수 있다. 또 환자의 기록도 정보원이 될 수 있다. 환자 기록을 보면 약 처방 내용과 환자의 집에서부터 병원까지의 거리와 같은 유용한 자료를 얻을 수 있을 것이다.

이렇게 기관에 기초를 둔 연구만 볼 경우, 보건사업을 이용하지 않는 사람들의 비용은 전혀 알 수 없다. 이 비용을 추정하는 방법으로는 다른 사업들에서 뽑은 표본을 이용하여 앞에서 언급한 것과 비슷한 문제를 물어보는 것이 있지만 이 방법은 잘 사용되지 않는다. 다른 사업들에서 표본을 뽑았다고 해도, 여러 가지 방법들(그리고 어떤 치료도 받지 않은 것도 포함) 각각의 상대적 중요성을 알고 싶다면, 가구 조사도 병행해야 한다. 사람들의 집을 방문해야 하는 가구 조사는 노력과 비용이 많이 든다. 가구 조사는 조사 결과에 따라 앞으로의 사업 방향이 영향을 받으며, 또 조사를 수행할 돈과 시간이 있을 때만 할 수 있다. 따라서 가구 조사를 시작하기 전에 결과가 앞으로의 보건의료서비스 설계에 어떤 영향을 미칠 것인가에 대하여 잘 생각하여야 한다.

이 책에서는 전문적인 가구 조사를 다루지는 않는다. 따라서 외부의 기부자나 대학에서 이미 가구 조사를 수행하지 않았다면, 정부 부서나 지역에 있는 대학에서 도움이나 조언을 얻는 것이 좋을 것이다. 가구 조사 자료를 이용하는 방법을 배우려면, 206면에 있는 <연습문제 8B>를 보시오.

실제적인 조사 자료와 가계 비용에 관한 다른 상세한 정보를 이용할 수 없는 경우에도, 가계 비용을 항상 염두에 둘 수 있도록 비용 연구 보고서에서는 가계 비용을 질적으로 기술하도록 유의해야 한다. 이렇게 하면 '중요한 사항이라도 수량화되지 않은 것은 배제해버리는' 위험에 빠지지는 않게 될 것이다. 어떤 목적을 위해서는 모든 비용을 다 계산하여야 한다.

비용-효과분석

비용-효과분석(cost-effectiveness analysis)은 의사결정을 하는 데 도움을 주는 하나의 기법이다. 사업 중에서 비효율적인 영역을 찾고, 사업 설계를 더 잘 할 수 있도록 도움을 주는 데 이용할 수 있는 도구의 하나이다. 비용-효과 연구에는 특정한 목표를 성취하는 여러 가지 방법의 이익(효과)과 자원 투입 요건(비용)을 평가하는 것도 있다. 결과는 보통 각 방법에 따른 단위 효과당 비용이라는 면으로 나타난다. 단위 효과당 비용이 가장 낮은 방법이 가장 비용-효과적인 것이고 경제적 효율이라는 면에서 일반적으로 그 방법을 선호한다.

비용-효과분석 기법은 폭넓은 이슈(예를 들어 일차보건의료사업 중 어떤 것에 더 많은 자금을 투자할 것인가)에서부터 훈련 과정을 몇 시간으로 하는 것이 가장 적합한가와 같은 특정한 세목에 대한 논의까지 보건사업의 관리자가 부딪히는 모든 범주의 문제에 적용될 수 있다.

가능하다면 어떤 것을 선택해야 할 때마다 비용-효과 연구를 수행하는 것이 좋다. 모든 결정이 다 분석할 만한 가치가 있는 것이 아닐 수도 있지만, 일반적인 접근법은 따를 만한 가치가 있다. 예를 들어 가용 자금이 늘어났을 때, 그 돈을 어디에다 사용하는 것이 가장 좋은가를 결정할 필요가 있을 수 있다. 사업의 방향을 새롭게 바꿀 필요가 있다고 생각할 때, 다른 사람들에게 그 방향이 좋다는 것을 설득시킬 필요가 있을 수 있다. 한 사업의 결과를 평가할 때, 이 평가 과정이 비용-효과분석을 수행할 좋은 기회가 될 것이라고 생각할 수 있다.

비용-효과분석 방법으로 다양한 이슈를 검토할 수 있다. 즉 기술의 선택 문제(예를 들어 모자보건 활동에서의 약 선택이나 식수 공급 사업을 위한 펌프 선택), 공급자의 선택 문제(예를 들어 설사성 질환을 병원에서 치료할 것인가 의원에서 치료할 것인가)와 대상의 선택 문제(예를 들어 파상풍 예방접종을 임산부에게만 할 것이냐 가임 여성에게 모두 다 할 것이냐) 등을 검토할 수 있다. 다루고 있는 이슈나 관련된 사업은 다르다 해도, 비용-효과분석을 할 때는 다음의 다섯 가지 단계를 거쳐야 한다. 한 사업을 예로 들어 설명하면 다음과 같다.

- 사업 목표를 정한다.
- 이 목표를 달성할 수 있는 방법을 규명한다.
- 각 방법을 선택했을 때 드는 비용을 찾아내어 측정한다.
- 각 방법의 효과를 밝혀 측정한다.
- 각 방법의 비용-효과를 계산하고, 그 결과를 해석한다.

사업의 목표를 정한다

특정한 문제가 밝혀지면 비용-효과분석을 하려는 동기가 생긴다. 예를 들어 농촌 지역에서는 약을 구하기가 쉽지 않고, 지역사회에서 피임 이용률이 낮거나, 어린이들 사이에 영양실조가 만연하고 있는 것 등 여러 가지 문제가 있을 수 있다. 이런 문제를 공식화하는 과정에서 보통 사업의 바람직한 목표가 무엇인가가 자연히 나타나게 된다. 예를 들어 문제가 '지역사회의 피임 이용률이 낮은 것'이라면, 가능한 여러 가지 방법을 동원하여 '피임 이용률을 올리는 것'이 사업의 목표라는 것을 암시하고 있다.

경험이나 과거의 평가 보고서를 통해 잠정적인 원인의 특성이 밝혀지면, 문제를 정확히 기술하는 데 도움이 된다. 예를 들어 보건소에서 피임약(용구)을 사용할 수 없다는 것을 알았다면, 이것을 피임 이용률이 낮은 이유라고 결론지을 수도 있다. 이렇게 되면 문제는 '피임약(용구)의 부적절한 공급'이 되고, 따라서 목표는 '보건소에 피임약(용구) 공급을 확대하는 것'으로 다시 정할 수 있다. 또 영양실조는 이유기의 유아에게 알맞은 음식을 먹이지 못한 결과라고 잠정적으로 결론을 내릴 수 있다. 그러면 더 나은 이유식을 먹이도록 장려하는 것이 목표가 될 것이다.

목표를 보다 자세히 기술하면 할수록 비용-효과를 분석하기가 더 쉬워진다. 왜냐하면 목표가 자세하면 비용과 효과도 더 분명하게 정의할 수 있고 따라서 이를 측정하고 해석하는 것도 더 쉬워지기 때문이다. '파상풍으로 인한 사망률을 25% 줄이는 것'과 같이, 가능하면 목표를 양적으로 명기하는 것이 좋다. 이 때 백분율로 표현되어 있는 목표를 숫자로 바꾸면 비용-효과를 분석하기가 더 쉬워질 것이다. 예를 들어 현재 파상풍으로 사망하는 사람이 일년에 400명이라면 목표는 100명을 살리는 것이다.

또 어떤 특정한 목표를 설정하였다면, 그 목표를 달성할 수 있는 여러 가지 방법에 대하여 비용-효과를 분석해 볼 필요가 있다. 예를 들어 보건부에서 피임약 사용자 수를 늘이는 것이 바람직하다고 했다면, 현재 사용하고 있는 방법(예를 들어 피임약의 분배방법)이 가장 효율적인 것인지, 아니면 더 좋은 다른 방법이 있는지 알 필요가 있다.

어떤 목표를 정해야 할 때, 어떤 형태의 사업에 참여하고 있는가(예를 들어 모자보건인가, 교육 또는 질병관리인가)와 그 사업에서는 어떤 종류의 문제가 발생하는가, 그리고 어느 범위까지 그 사업을 책임지고 있는가에 따라 목표가 달라질 수 있다. 어떤 행정가이든 각자가 서있는 위치에 따라 다른 문제에 부딪히게 되며, 목표도 다를 것이다. 중앙의 관리자는 백신을 냉장 보관하여 전국 각지로 수송할 때 어떤 종류의 냉장고를 사용할 것인가를 결정하여야 할 것이다. 지역의 관리자는 이동 진료소에서 백신을 나누어 줄 것인가 아니면 기존 시설에서 나누어 줄 것인가를 생각해야 한다. 보건소장은 직원의 시간을 어떻게 분배하는 것이 가장 좋은가를 검토할 필요가 있다. 어떤 위치에 있을지라도, 보건사업의 궁극적 목표, 즉 건강수준의 향상(즉 사망률이나 유병률의 감소)이 얼마나 잘 달성되고 있는가를 보여 주는 자료는 찾을 수 있다.

실제적인 비용-효과분석을 시작하기 위하여 209면에 있는 <연습문제 9A>를 풀어 보시오.

목표를 달성할 수 있는 방법을 규명한다

어떤 목표를 달성하는 방법을 찾을 때는 적어도 두 가지 이상의 방법을 찾아야 한다. 한 가지 방법의 비용-효과를 분석한 결과만 보아서는 효율에 대해 제대로 알 수 없다. 다음의 사례를 참고하라. 한 연구자가 특정 질병의 치료법의 비용-효과를 분석하여, 치료받은 환자 일인당 특정 약값이 미화 20달러라는 것을 알았다. 이것을 보고 그 약이 사용할 만한 가치가 있는지 판단할 수 있을까? 비교할 만한 자료가 없다면 판단은 거의 불가능할 것이다. 똑같은 질병을 치료하는 두 가지 가장 좋은 약을 검토해 본 결과, 각각 환자 일인당 미화 100달러가 들었다. 이후 연구자는 효율에 입각하여 첫 번째 약의 장점에 대해서 판단하기 시작할 수 있다. 이 때 목표를 달성하는 방법이라고 생각되는 여러 가지 방법을 아주 상세하게 기술하는 것을 잊어서는 안된다. 그렇지 않으면 아마 나중에 다시 돌아가 어떤 방법이 다른 방법들보다 더 비용-효과적이 될 수 있는 특징을 찾아내려고 할 것이다.

적합한 방법을 어떻게 찾아낼 것인가? 비용-효과분석을 하는 목적—특정한 문제를 발견하고 그 문제의 해결 방법을 찾기 위한 것인가 아니면 더 탐구적인 것인가—에 따라 적합한 방법은 달라질 수 있다. 아래에서 이런 상황들을 검토하여 보고자 한다.

문제를 해결하기 위한 방법

만약 어떤 특정한 문제나 이슈를 찾아내어 그 문제를 해결할 방법을 찾기 위해 비용-효과분석을 하는 경우라면, 이 때는 그 문제의 해결책이라고 생각되는 방법이 바로 비용-효과분석의 대상이 될 것이다. 가장 좋은 해결책을 찾아내려면, 일단 분석 대상으로 다양한 방법을 고려해 볼 필요가 있다. 분석할 방법들을 정했으면, 그 방법들을 현재 수행하고 있는 방법과 비교할 뿐만 아니라 당신이 알고 있는 가능한 가장 좋은 방법과도 신중하게 비교해야 한다. 예를 들어 현재 상품명 의약품을 수입하고 있는 나라에서, 자국에서 만든 의약품으로 이를 보충할 것인지 아니면 자국 상품으로 완전히 바꿀 것인지 결정해야 한다고 하자. 자국 생산 의약품과 현재의 체계(상품명 의약품의 수입)만을 단순히 비교 분석한다면 국내 생산이 더 낮다고 생각하기 쉽다. 그러나 비용-효과분석의 대상에 일반명 의약품을 수입하는 방법을 포함시키면 답이 달라질 수 있다. 그 방법을 넣으면 분석은 더 복잡해지겠지만 결과는 더 나아질 것이다.

선택 가능한 방법을 다 열거하였다면 이제 선택을 해야 한다. 찾아낸 모든 방법에 대해 비용-효과분석을 하게 되면 비용도 많이 들 것이고 또 그렇게 할 필요도 없을 것이다. 이 때는 다음과 같은 문제를 가진 방법들은 **빼면** 선택의 폭을 줄일 수 있다.

- 기존의 예산 한계 내에서는 수행할 수 없는 것
- 상식적인 수준에서 비용과 효과를 계산해 보아도 효율이 다른 방법보다 확실히 떨어지는 것
- 현재의 기술적·정치적인 상황에서는 실행할 수 없는 것(실행할 수 없는 방법이라 하더라도 정치적으로 강력하게 지원받는 방법을 모두 고려하라. 이 방법들이 경제적 의미에서도 별로 좋지 않은 방법이라면, 그 점을 신중하게 기술할 필요가 있다)
- 일정 시간 내에 비용을 많이 들이지 않고 쉽게 분석할 수 없어 의사결정에 영향을 미치기 어려운 것

이런 생각들을 실제에 적용해 보기 위하여 210면에 있는 <연습문제 9B>를 풀어 보시오.

탐구적인 연구

탐구적인 연구로는 어떤 목적을 달성하기 위해 현재 사용되고 있는

둘 또는 그 이상의 방법의 업무수행 정도를 비교하는 것이나, 한 목적에 대한 완전히 새로운 접근법의 기대 수행도를 검토하는 것이 있을 수 있다. 선택할 수 있는 방법의 특징을 기술할 때는 문제해결 방법의 경우만큼 분명하게 기술하지는 않는 것 같다. 예를 들어 각 보건소에서 치료를 제공하는 방법을 비교하거나 지역에서 약을 분배하는 방법을 비교해 본다고 하자. 어떤 한 가지 방법이 더 효율적이 되거나 아니면 효율이 낮아지게 만드는 독특한 특징을 밝혀내지 못할 수도 있다. 어떤 방법이 더 효율적이 되게 하는 특징이 어떤 것인가를 알아낼 만큼 많은 연구를 하지 않으면, 그런 특징을 찾아낼 수 없다. 예를 들어 대중 캠페인과 일상적 서비스라는 두 가지 예방접종 전략을 연구한 후에 어떤 특징(대중매체를 통한 증진이나 백신의 낭비를 막기 위한 더 확실한 냉장법)이 효율에 기여하는 중요한 특징이라는 것을 알아낼 수 있다.

분석을 시작할 때 선택할 방법들을 아무리 분명하게 명기한다 할지라도, 자금과 시간이 제한되어 있어, 그 중 극히 일부만 연구할 수밖에 없을 것이다. 만약 그렇다면 효율 증가에 따른 편익이 가장 큰 것처럼 보이는 방법에 초점을 맞추거나 보다 쉽게 핵심적인 차이를 규명할 수 있는 방법을 선택함으로써 선택의 폭을 줄여나갈 수 있을 것이다.

각 방법의 비용을 밝히고 측정한다

비용-효과를 분석할 방법들을 선택하였다면 먼저 각 방법의 비용을 측정할 필요가 있다. 비용 측정의 지침은 앞에서 이미 제시하였다(재무 비용은 <모듈 4>와 <모듈 6>, 경제적 비용은 <모듈 7>). 진정한 경제적 효율을 평가하려면 경제적 비용도 필요할 것이다.

비용-효과분석을 할 목적으로 비용을 추정할 때, 반드시 다음과 같은 사항을 고려하여야 한다. 먼저 비용과 효과의 척도가 연구된 각각의 대안과 연계되어야 한다는 것이다. 비용을 계산한 자원이 측정한 효과를 생산하는 것이어야 한다. 즉 이 말은—비록 사업의 결과로 건강 수준에 어떤 효과가 나타나려면 어느 정도의 시간이 필요하기 때문에 사업 비용이 투입된 기간 후 어느 정도의 시간이 흘러야 효과를 측정할 수 있을 것이지만—거의 동일한 시기에 비용과 효과를 측정하여야 한다는 것을 의미한다. 본격적인 연습문제에 들어가기 전에 잠시 동안, 자원을 이용한 지 상당한 시간이 지나야만 효과가 달성되는 경우를 생각해 보라. 이런 경우에는 어떻게 (그리고 언제) 비용과 효과를 측정하겠는가?

다음으로 강조할 것은 비용을 포괄적으로 계산하여야 한다는 것이다. 즉 특정 방법을 시행하는 데 들어가는 투입물을 모두 다 측정하여야 한다. 측정하여야 할 자원을 빠뜨리지 않도록 하기 위하여 21면에 있는 <모듈 1>에서 제시한 범주를 점검표로 이용하면 된다. 관련 자원을 모두 포함시켰다고 생각되면, 목록을 보면서 ① 모든 관련 기능, ② 모든 기여자, ③ 방법이 사용되는 수준별로 다시 한 번 체크하라. 이 때 돈을 주고 산 것뿐 아니라 기부받은 자원도 반드시 포함시켜야 한다. 그러나 포괄적으로 계산하려고 하다가 어떤 자원을 한 번 이상 세지 않도록 조심하라. 이 책에서 제시한 투입 범주를 이용하면, 두 번 계산하는 것을 방지할 수 있을 것이다.

기존 사업에 새로운 서비스가 추가될 때—예를 들어 기존의 전국적인 백신 사업에 새로운 백신(예를 들어 B형 간염 백신)이 추가되었을 때-는 새로운 요소의 비용과 효과만 보아도 충분할 것이다. 경제학에서는 새로운 요소로 인한 추가 비용이나 증가 비용(경제학에서는 '한계 비용'이라고 부른다)만 계산하는 방법을 주로 사용한다. 또 비교하고자 하는 두 가지 또는 그 이상의 방법이 다른 것은 다 같은데 투입 자원만 약간 다른 경우도 있을 수 있다. 이 경우에는 두 방법간에 차이가 나는 투입 자원의 비용(과 효과)만 비교하면 된다. 그러나 이렇게 하면, 다른 차이는 간과하고, 비용-효과 지표의 실제적인 의미가 드러나지 않을 수도 있다. 따라서 각 방법의 투입 자원 전체의 비용을 계산하는 것이 더 현명한 방법일 것이다.

각 방법의 효과를 밝히고 측정한다

효과 척도는 <모듈 5>에서 어느 정도 언급하였다. 그것을 다시 보고 척도에는 여러 가지 형태가 있다는 점과 질적인 수준에 따라 어떤 방법이 다른 방법보다 나아진다는 점을 상기하여 보자.

당신이 측정하고 있는 효과는 이미 비용을 계산한 투입요소에 의한 결과라는 것을 명심할 필요가 있다. 결과를 찾아내기(즉 원인과 효과를 정하는 것)가 쉽지 않은 경우도 많다. 어떤 경우에나 가능한 한 가장 좋은 판단을 내려야만 한다.

각 방법의 비용-효과를 계산하고 해석한다

전체 비용을, 사업의 효과들을 모두 더해 수량화한 값으로 나누면 각 방법의 비용-효과비(ratio)를 계산할 수 있다. 이렇게 구한 각 방법별 비용-효과비를 서로 비교하면 가장 비용-효과적인 방법, 즉 달성된 효과의 단위당 비용이 가장 적은 방법을 알 수 있다.

이 때 실제 값을 알 수 없는 변수들은 그 값을 가정할 필요가 있다. 비용이나 효과의 계산에 이런 변수들을 포함시켜야 할 때도 있다. 예를 들어 기획 부서에서 표준 할인율을 정해 놓고 있지 않을 수도 있다. 이 경우에는 자본 비용을 계산할 때 시중의 이자율이나 세계은행의 수치를 이용할 것이다. 또는 직원이 특정 사업에 얼마나 많은 시간을 투여하는가에 대해서도 단지 대략적으로 계산하는 경우가 있다(이런 문제는 상당히 많다). 특정한 가정이 이렇게 불확실하므로, 가능한 변수값의 범위를 정하거나 아니면 ① 가장 좋은 추정치, ② 그 추정치의 2배, ③ 그 추정치의 반을 택해 계산하는 방법으로 이 문제를 한번 다루어 보자. 이 수치들을 대입하여 계산한 후(또는 변수값의 범위 양 극단에 있는 값을 이용한 후)에 이 각각의 값들을 대입했을 때, 분석 결과가 어떻게 변하는지를 보라. 이렇게 서로 다른 값을 대입할 때마다 가장 비용-효과적인 방법이 바뀐다면, 변수값에 대한 가정에 따라 결론이 달라진다고 할 수 있다. 가정의 변화가 결과의 변화에 어떻게 영향을 미치는가를 테스트하는 과정을 민감도 분석(sensitivity analysis)이라고 부른다.

어떤 방법이 가장 비용-효과적인가를 결정하였다면 다음 단계는 무슨 요인 때문에 각 방법이 차이가 나게 되었는가를 알아보는 것이다. 만약 차이를 만들어내는 요인을 안다면, 어떤 사업의 설계를 변경하거나 실행을 개선시키는 데 도움이 될 것이다. 예를 들어 어떤 사업을 하는 데 있어서 어떤 보건소가 가장 비용-효과적으로 일하고 있는가를 알게 되면, 비용-효과적이 되게 한 요소를 좀더 자세히 알아볼 수

있을 것이다. 예를 들어 보건소의 인원조직이 어떤 특정한 구조일 때
는 효율이 떨어지거나 어떤 부서는 이용률이 저조하다는 것을 알게
될 수 있을 것이다. 이것을 알게 되면 후에 이것을 활용하여 여러 가
지 인원 구성 방법의 비용-효과를 검토하거나, 직원들이 시간을 비효
율적으로 이용하면 비용이 얼마나 낭비되는가를 검토하는 연구를 수
행할 수 있을 것이다. 물론 이 과정이 가치를 가지려면 시간이 지나도
효과를 비교할 수 있어야 한다.

　비용-효과적인 방법을 결정한 다음 할 수 있는 또 한 가지 방법은
여러 가지 방법들의 자금사용 내역서를 연구하는 것이다. 비용-효과
가 높은 방법과 낮은 방법을 비교하여 어떤 투입 범주로 인해 전체
비용이 이처럼 크게 차이가 나는지, 비용-효과의 차이가 여기서 밝혀
낸 투입 범주로 설명될 수 있는지, 그리고 비용-효과가 가장 낮은 방
법의 경우 자원의 이용법을 바꾸면 비용-효과도 바뀔 수 있는지 등을
알아보는 방법이다. 비용(그리고 비용-효과)에 대한 이런 영향들은
<모듈 12>에서 좀더 논의될 것이다.

　결과를 해석하려면 전체적인 효과를 보라. 비용-효과의 차이가 단
계의 차이로 설명될 수 있는가? 각 방법의 단계가 올라가거나 내려가
면 어떤 일이 일어나는가? 당신은 산출물이 어떤 특정 수준에서 달성
되기를 원하는가? 만약 그렇다면, 각 방법들이 그 수준에서 작동한다
면 어떤 일이 일어날지 알아보기 위하여 모든 방법들을 그 수준에 맞
게 조정하는 것이 좋을 것이다. 그러나 여기에는 잠재적인 문제가 있
다. 단계의 변화와 효과 사이에 직접적인 관계가 없을 수도 있고, 여
기서 가정한 것처럼 조정과 재시험에 기반하여 정책을 수립하는 것이
어려운 경우도 있을 것이다. 그러나 언제 그렇게 하는 것이 안전한지
그리고 안전하지 않은지 쉽게 알 수 있을 것이다(이 주제는 제3부에

서 더 논의된다).

결과를 해석하는 세 번째 방법은 각 방법이 시행되는 조건(즉 지리, 인구 분포와 다른 변수)의 차이를 연구하는 것이다. 어떤 차이가 비용-효과의 차이를 설명하는 데 도움이 될 것인가?

투입이 효과로 전환되려면 보통 여러 단계를 거쳐야 한다. 예를 들어 식수와 위생 시설을 공급하여 건강을 증진시키려고 한다면 다음과 같은 조건이 충족되어야만 한다. 즉 ① 시설이 작동하고, ② 시설을 사용하며, ③ 시설이 적절히 이용되고 있어야 한다. 사업으로 이전하는 과정에서 핵심적인 단계가 무엇인지 찾으려고 노력하라. 각 방법들 간의 차이가 어떤 단계에서 가장 분명하게 나타나는가? 예를 들어 어떤 차이가 여러 가지 위생 기술의 비용-효과에서의 차이를 가장 잘 설명해 주는가? 각 위생 방법의 기능상의 차이인가, 이용 빈도의 차이인가, 아니면 이용의 질적 차이인가? 조건과 연구 결과에 대한 설명으로 이런 기본적인 질문에 대해 명쾌하게 대답할 수 없다면 각 단계마다 분석을 하여야 한다.

211면에서 212면에 걸쳐 있는 <연습문제 9C>와 <9D>를 풀어 보면 비용-효과분석 결과의 해석을 비롯하여, 비용-효과분석에 무엇이 포함되어야 하는가에 대하여 더 잘 알 수 있을 것이다.

제3부
비용 자료를 기획에 이용하는 방법

모듈 10

미래 비용

미래를 예측하는 것은 결코 쉬운 일이 아니지만 그러나 가능한 한 정확하게 예측하는 것이 중요하다. 이러한 것의 중요한 실례가 바로 예산이다. 예산은 미래의 활동 기획을 보여주고 미래의 사업(과 세분화된 사업)의 기대 비용을 개략적으로 적어놓은 것이다. 예산을 편성하는 과정은 상당히 복잡하며 여기에는 모든 활동이 다 들어가야 한다. 예를 들어 무엇이 필요한지를 밝히고 각 필요성간의 우선순위를 정하며, 활동의 대상을 정하고 이 대상에 맞춰 사업을 설계하고 사업비를 추정하며, 지출의 상한선을 설정하고, 예산 개발에 참여할 사람을 결정하고, 예산안을 제출·토의하여 승인을 받기까지의 일정을 작성하는 것 등이 있다.

이 모듈에서는 이런 사항들을 상세하게 다루지는 않는다. 그 대신 이런 사항 중의 한 가지-미래의 비용을 추정하는 방법-와 어떤 보건사업을 실행할 것인가를 정하는 데 이용될 수 있는 예산에 대해 초점을 맞출 것이다.

미래 비용의 추정법

한 보건사업의 예상되는 미래 비용을 추정하는 방법은 <모듈 4>와

<모듈 7>에서 논의한 기존 비용 측정법과 공통점이 많다. 그 중 하나는 기존 비용 측정법과 같은 틀을 사용한다는 것이다. 자원(과 비용)은 사용되는 투입 자원과 활동의 형태, 사용하는 화폐 및 자원제공자에 따라 분류될 수 있다. <모듈 1>에 있는 점검표를 예산의 틀에 맞춰 이용해 보자.

또한 기존 사업에서와 같이 추정하려고 하는 미래의 보건의료서비스 비용을 분명히 밝힐 필요가 있다. 따라서 다음과 같은 과정은 반드시 이루어져야 한다.

- 제안된 사업에 대하여 가능한 한 상세히 기술하라.
- 기존 자원을 검토하여 그 자원으로 다른 과제도 수행할 수 있는지 알아보라.
- 추가(증가분이나 한계) 자원이 어느 정도나 필요한지 결정하라.

이 외에도 미래의 사업을 위한 비용 추정은 기존 사업의 비용 측정과 공통점을 가지고 있다. 기획된 미래 사업의 활동 표본을 상세히 추정한 다음 이것을 가지고 전체 사업을 추정하는 것이 도움이 되는 경우가 있다. 재무 비용(지출된 돈)과 경제적 비용을 구분하는 것도 중요하다(보통 두 종류의 비용을 모두 다 추정하려고 할 것이다).

그러나 미래의 사업은 강조점이나 절차에서 기존 사업과 다른 영역도 많다. 예를 들어 미래의 기간은 기존 사업의 실제 비용을 측정할 때보다 훨씬 더 유연성 있게 확대될 수 있다. 실제 비용은 사용하는 정보와 지출에 따라 달라진다. 시간내에 이런 정보를 얻기가 어려운 경우가 많고, 정보의 가치는 시간이 지남에 따라 점점 낮아진다. 정보는 상당히 빠르게 변하기 때문에 금방 효용가치가 떨어지므로, 과거의 자료를 사용하여 추정할 때는 이 점을 항상 주의해야 한다. 미래의 비용은 이런 문제에 부딪히지 않는다. 앞으로 5년에서 10년 기간의 비용을 추정하는 것이 좋으며, 사업의 목적에 따라 선택하는 기간도 달라진다.

미래의 비용(경제적 비용과 재무 비용)을 추정하는 방법으로는 세 가지 일반적인 방법이 있다. 때로는 이 방법들을 함께 사용할 수도 있다. 이 방법들은 다음과 같다.

요소법(ingredient approach)

요소법은 사업의 비용이 얼마나 드는지 일반적으로 기술하는 것이 아니라, 어떤 자원이 얼마나 필요한지 기술하는 형태이다. 이렇게 하기 위해서는 직원의 수와 형태, 차량의 수와 형태, 약품의 양과 형태 등등을 자세히 기록하여야 한다. 가격에 양을 곱하여 각 항목의 비용을 계산하고, 개개 항목의 비용을 다 더하면 된다.

전체적인 사업(또는 각각 구분된 사업 활동)에 있어서, 필요한 자원의 전체 목록, 각 자원의 양, 단위 비용 및 (자본 항목에서는) 각 항목의 사용기간을 상세히 작성하여야 한다. 매 해마다(장기 사업에서는 적어도 5년) 아래의 표에 있는 것처럼, 제안된 사업에 필요한 자원을 상세히 기입할 수 있어야 한다. 각 투입 항목의 모든 요소에 대한 세부 항목까지 추가되어야 한다.

215면에 있는 <연습문제 10A>를 풀어 보면서 요소법에 대해 더 구체적으로 생각해보자.

요소법을 사용하려면 새로운 사업에 어떤 자원이 필요한지 완벽하게 알고 있어야 한다. 기획된 사업을 어떻게 실행할 것인가에 대해 자세하게 구체적으로 작성해보면 사업의 설계와 관리에 대한 중요한 연습이 될 수 있다. 이런 이유로 미래의 사업 비용을 추정할 때 요소법을 가장 먼저 활용해 보라고 권한다.

투입	기술 (형태와 측정단위)	양 (단위의 수) Q	단위당 가격 P	사용 기간	연가계수 A^*	일년간 비용 $\dfrac{Q \times P}{A}$
자본재 차량 장비 건물, 공간 일회적인 훈련 일회적인 사회운동						
자본재 합계						
경상비 인력 물자 차량의 운영 및 유지 건물의 운영 및 유지 정기적인 훈련 정기적인 사회운동 기타 운영비						
경상비 합계						
합계						

* 경상비용의 경우 연가계수는 1.0이다.

다음과 같은 경우에는 이 방법을 사용하는 것이 좋다.

- 비용을 계산하는 사업이 새로운 사업이고 급속도로 변하며, 기존 사업 비용이 믿을 만한 지침을 제공해 주지 못할 때
- 이용할 수 있는 비용 자료가 불완전하거나 믿을 수 없고, 필요한

자원을 어느 정도 상세하게 기록할 수 있을 때

그러나 안타깝게도 보건사업을 수행하는 데 어떤 자원이 필요한지 자세히 알 수 없는 경우가 대부분이다. 공급의 손실이 어느 정도 생길 수 있고 이렇게 되면 기획된 서비스를 제공하는 전체 비용에 영향을 미치게 될 것이다. 아주 기초적인 제공 단위 수준이라 할지라도 시간이 지남에 따라 참여 인력의 구성비가 예측하지 않았던 방향으로 바뀔 수 있다(의사나 간호사 대신 지역사회 보건일꾼에게 특정한 과제를 대행하도록 하는 것이 그런 사례가 될 수 있다). 이와 마찬가지로 장비나 다른 자원에 대한 노동의 비도 예측불가능하다.

자원을 어떤 항목으로 구분하는가에 따라 미래의 추정 비용은 달라질 수 있다. 따라서 많은 비용이 드는 항목(대부분 앞의 모듈에서 언급했던 자본 항목)에 초점을 맞추는 경향을 보이는 것은 놀라운 일이 아닐 것이다. 경상비에 그다지 주의를 기울이지 않는 것은 당연한 것처럼 보인다. 그러나 다음과 같은 이유로 인해, 경상비를 무시하면 문제가 생긴다.

- 경상비로 분류된 항목은 개별적인 가치는 낮을지 몰라도 많은 양을 구매해야 하는 경우가 많기 때문에 전체적인 비용에서 상당한 비중을 차지할 수 있다.
- 경상비에 대한 자금배분이 잘못되면 전체 사업이 치명적인 영향을 받을 수 있다. 경상비 항목은 자본 투입 항목과 보완적인 관계에 있다. 차량과 장비와 같은 여러 자본 항목은 예를 들어 연료나 동력이 없거나 유지되지 않으면 제대로 움직일 수 없다.
- 보통 개발도상국에서는 장비나 차량과 같은 자본재는 외국의 원

조 기구에서 제공한다 해도, 경상비는 자국 정부에서 제공하는 경우가 많다. 그러나 정부조직은 관료적이어서 처음에 적절한 예산을 세우지 않으면 후에 더 많은 자원을 투입하기 어렵다.

자원에 대한 상세한 서술은 (특히 경상비에 대한 것은) 지루한 일이며 어떤 비용은 빠뜨릴 위험도 있다. 이에 비해 다음에 서술하는 두 번째 방법은 이런 문제를 해결할 수 있는 장점이 있다.

준용법(adaptation approach)

이 두 번째 추정법은 특정한 종류의 사업의 실제 비용이 어느 정도인가에 대한 경험을 보고 이와 비슷하게 기획된 사업의 비용이 어느 정도나 될 것인가를 추정하는 것이다. 이 방법은 분명한 경상비뿐 아니라 요소법에서 간과하기 쉬운 낭비나 기타 비용도 집어넣을 수 있는 장점이 있다. 이 두 번째 방법은 첫 번째 방법과 마찬가지로 사용되는 투입 자원의 비가 바뀔 경우 문제가 생기지만 약간의 장점이 있다.

준용법은 다음 단계를 거친다.

- (a) 가능한 한 기획된 사업과 비슷한 사업을 선택한다.
  (b) 기획된 사업으로써 합리적·효율적으로 운영되는 사업을 선택한다.
  (c) 비용자료가 입수가능한 사업을 선택한다.
- <모듈 4>와 <모듈 7>을 지침으로 삼거나 아니면 이용할 수 있는 추정치를 이용하면서 그 사업의 비용을 추정한다.

- 비용을 계산한 사업과 기획된 사업간의 어떤 차이가 있다면 그 차이를 감안하여 추정치를 조정한다.

이 때 가장 어려운 문제는 기존의 비용 자료를 적절히 변형시키는 방법을 알아내는 것이다. 비용을 계산한 사업과 기획하고 있는 사업 간에 존재할 수 있는 한 가지 중요한 차이는 바로 규모이다. 이 경우에 전체 비용이 오도되기 쉽다. 첫 번째 근사치로써 대상자별·시설별·지역별 전체 비용과 같은 단위 비용을 알 필요가 있다. 이 중의 어떤 것이 가장 적합한가는 재생산하려고 하는 (현재 또는 과거의) 사업 비용을 계산하는 측면에 따라 달라질 것이다. 예를 들어 다른 지역에 보건소를 세우려고 한다면, 시설별 비용을 이용할 수 있을 것이다(그리고 미래 비용 전체를 추정하기 위해서는 이 비용을 설치하려고 기획한 새 시설의 수로 곱하면 될 것이다). 기존 시설의 진료권을 확장하려고 한다면, 대상자별 비용이 더 적절할 것이다. 어떤 지역에서 비슷한 사업을 시행하려고 할 때는 두 지역의 규모와 인구 구조가 유사하다고 가정할 수 있다면 지역별 비용이 가장 유용한 지침이 될 것이다.

기존의 하부구조를 감안하여 조정할 필요가 생길 수도 있다. 예를 들어 새로 기획한 사업은 건물이 더 필요하지 않지만 이용하는 비용 자료에는 건물 비용이 포함되어 있을 수 있다. 이 경우 가능하다면 추정치에서 건물 비용을 빼야 한다. 즉 예산을 짜는 목적에서는 기존 사업의 **전체** 평균 비용이 필요한 것이 아니라 새로운 사업의 평균 **추가** 또는 증가비만 필요할 수 있다는 말이다.

새로 기획하고 있는 사업과 아주 비슷한 사업을 찾기가 어렵다고 해도, 기존의 비용 추정의 일부를 사용할 수 있다. 특히 자본적 투자와 관련된 경상비의 근사치를 추정하는 데 도움이 될 만한 비용 자료를 이용해야만 한다. 새로운 사업에 어떤 자본적 투입 항목이 필요한가를 (요소법을 이용하여) 밝히는 것-예를 들어 차량이나 냉장고의 수-은 상대적으로 쉬운 일이다. 이 경우 자본적 투입 항목과 그에 따르는 경상비간의 관계를 알 수 있는 비용 자료를 이용하면(준용법) 각 자본적 항목에 드는 경상비를 알 수 있을 것이다. 예를 들어 기존 사업의 지출 자료를 보면 차량 한 대를 1년간 운영하는 데 드는 평균 비용(즉 차량 한 대당 운영 및 유지비)을 알 수 있다. 이렇게 하면 차량 한 대를 운영하는 데 드는 여러 가지 비용(연료, 오일, 부품, 등록, 보험 등)을 모두 기록한 문서를 작성하는 어려움을 덜 수 있다. 기존의 비용 자료를 보면 차량 한 대를 운영하는 데 1년에 평균 미화 800달러가 든다고 하자. 그러면 미래의 사업 비용으로 이 수치를 적용할 수 있다.

그러나 이런 정보가 있다 하더라도, 어떤 상황에서의 비용을 다른 상황에 직접 적용시킬 수 있다고 가정할 수는 없다. 예를 들어 어떤 차량 한 대를 도시에서 사용할 때 드는 운영비와 도로 사정이 좋지 않은 시골에서 사용하는 데 드는 비용은 크게 차이가 날 것이기 때문이다. 이렇게 될 경우 적절한 유지비를 갖지 못하게 될 것이다. 다행히 특정한 비용 범주의 가치에 영향을 미치는 요소를 이해하는 것은 전체 비용에 영향을 미치는 요소를 이해하는 것보다 더 쉽기 때문에 비용을 적절히 조정할 수 있을 것이다.

일반적으로 다음과 같은 경우에는 준용법을 사용한다.

- 비용 자료를 이용할 수 있는 사업이 새로 기획한 사업을 폭넓게 대표할 수 있다.

- 비용을 계산한 사업이 적절한 자금을 사용하였고, 효율적으로 운영되었다(예를 들어 연료와 약품이 적절히 공급되었는지 확인하라).
- 기존 사업에 사용되는 비용을 합리적으로 쉽게 얻을 수 있다(즉 요소법에서 자원 요구를 상세히 첨부하는 것보다 더 쉽게 얻을 수 있다).

가산법(mark-up approach)

이미 진행중인 사업에서 미래 비용을 추정하는 세 번째이자 가장 일반적으로 사용되는 방법은 가까운 과거의 비용 추정치에 단순히 특정 분율을 더하는 것-과거의 가치에 대한 일종의 가산-이다. 이것은 아마도 단순히 예상 인플레이션을 감안한 대략적인 수치가 될 것이다.

이 방법은 과거에 수행한 사업이 적절했다고 가정하고 있기 때문에 새로운 시도나 조정을 하지 않는 문제가 있다. 또 과거의 사업 비용 계산이 얼마나 정확했는가에 따라 미래의 비용의 정확도가 달라질 수 있다. 그러나 매년 앞으로의 비용이 얼마나 들지 아주 상세히 알 필요는 없다. 일단 한 사업이 시작되면 다음을 위하여 이 방법이 필요하다.

- 사업의 현재 비용과 최근의 비용을 정한다.
- 이 추정치를 비용의 일반적인 추세를 반영하기 위하여 수정한다. 예를 들어 공식적인 가격지수를 사용하여 고치고, 또 인구의 변화, 보건의료서비스의 발전과 발생이 예상되는 다른 특별한 문제

를 감안한다.

- 지출이 예산과 맞는지 검토하여 필요하다면 예산을 수정한다.
- 사업에 새로운 항목을 추가하기 위하여 세밀한 예산안을 준비한다.

추정한 미래 비용을 의사결정에 활용하는 방법

앞에서 간략히 설명한 세 가지 방법 중의 하나나 둘 이상을 사용하였다면, 정보를 이용할 준비가 된 것이다. 가능한 미래의 활동을 위해 비용 추정치를 이용하는 것은 기존의 사업을 위해 비용 추정치를 이용하는 것과 똑 같다. 서론과 <모듈 2>에서 설명한 것처럼 비용을 가용 자원과 비교하고, 효율·형평성 및 우선순위를 측정할 수 있다. 그러나 여기에는 한 가지 결정적인 차이가 있다. 즉 만약 이 정보를 의사결정에 유용하게 사용하려면 미래에 대해 무언가를 이야기할 수 있어야 한다는 점에서 기존사업의 비용 계산과는 다르다(이 점은 40면에 있는 <모듈 2>의 '비용 추정'이라는 항목에서 간략히 설명하였다).

후향적 비용 계산(retrospective costing)은 과거의 결정이 얼마나 적절한 것이었나(다른 말로 과거의 사업이 주어진 예산으로 얼마나 실행가능했으며, 효율적이고 형평성이 있는 것이었나)를 판단하는 데 도움을 줄 수 있다. 그러나 상황을 개선하기 위해 해야 할 일에 대해서는 별로 많은 것을 제시해 주지 못한다. (예를 들어 현재 자원이 가장 많이 사용되고 있는 곳을 보여줌으로써) 해결 가능한 문제와 초점을 맞출 영역을 강조할 수는 있을 터이지만, 어떻게 조정하는 것이 적절한지에 관해 확고한 지침을 줄 수는 없다. 자료의 가치는 비용 계산의 결과 밝혀진 아직 실행되지 않은 활동이 무엇인가에 따라 크게 달라질 것이다. 후향적인 비용 계산이 새로운 사업과 연관성을 가지려면, 미래에 대한 일관된 입장을 가지고 계산이 이루어져야 한다. 과거에 대하여 좋은 정보를 가지고 있으면, 과거의 사업에 대한 판단이 어떤 것이었든 관계없이 국가적인 차원이나 지역사회 차원에서나 보건의료체계에 들어올 것들에 도움이 될 수 있다.

새로운 사업에 자원을 투자하는 결정을 하려면 여러 가지 사항을 고려하여야 할 것이다. 비용의 추정은 의사결정 과정의 일부로써 다음의 두 가지 중요한 질문에 답하는 데 도움을 줄 수 있다. ① 사업은 시행 가능한가? ② 사업은 효율적인 것처럼 보이는가?

시행가능성

한 보건사업은 사업비를 조달하여야 할 당사자들 각각이 사업 시작부터 계속 재정을 조달할 수 있고, 또 그런 의사가 있을 때만 시행될 수 있다. 시행가능성을 분석하는 데 있어서는 경제적 비용보다는 재무 비용이 더 문제가 된다.

한 사업을 실행하는 데 필요한 전체 재정을 시기적절하게 이용할 수 없다면, 사업의 효과가 감소할 것이며, 심각하게 저해될 수도 있을 것이다. 예를 들어 한 병원이 다 건설되었는데 인력을 고용할 돈이 없다면 그 병원은 실제로 이용가치가 없을 것이다. 사업을 제대로 실행할 자금을 갖고 있는 것은 사업의 진척에 매우 중요하다. 물론 미래에 대해 확실한 것은 아무 것도 없지만 적어도 사업을 시작하기 전에 기획해 놓은 새로운 발전이나 확장에 필요한 자금을 확보할 수 있는 현실적인 계획은 갖고 있어야 한다.

새로 제안한 사업의 10년 동안의 추가적인 재무 비용—즉 예산—을 제대로 추정하여야 한다. 가능하면 이 책을 통해 설명한 투입 항목 범주를 이용하여, 조직의 표준 예산체계가 필요할 때 그 범주를 상황에 맞게 바꾸면 된다. 경상비에 특히 주의를 기울여 상시적으로 관리할 필요가 있다. 경상비가 아닌 비용 역시 대체의 필요성 때문에 주의를 기울여야 한다. 보통 낡은 자본재를 새것으로 바꾼다면 경상비 부담도 달라질 수 있다는 사실을 잊어서는 안된다. 예산안의 모든 비용 항목에서 현금으로 들어오는 것과 (일종의 기부 형식인) 자원으로 제공되는 것(예를 들어 외부 기관이 사서 공급하는 백신)을 구별하라.

대규모 의료시설에서는 (일상적으로 일어나는 우발적인 변화를 감안하는 것 외에도) 인플레이션이나 환율의 변화와 같은 특별한 경우가 생기면 예산안을 조정할 수도 있다. 기술적인 조언만 쉽게 얻을 수 있다면 보다 작은 규모의 의료시설에서도 이런 조정이 가능하다. 한편 예산안은 인플레이션에 따라 조정할 필요가 있으며, 이것은 경제 전문가의 도움을 받을 사항이다. 아무도 미래에 대해 확신할 수는 없지만, 전문가들은 인플레이션을 감안한 예산안을 만들 때 단순히 과거의 가격 증가를 추정하는 것보다 한 단계 더 나아간 방법으로 도움을 줄 수 있을 것이다.

외환을 포함한 문제는 이보다 더 전문적이고 아마도 국가적 차원에서 결정되는 일이 많을 것이다. 각 연도별로 예산안의 재정 투입 항목에서 자국화와 외화의 필요량을 밝혀야 한다. 자국화와 외화를 구별해야 하는 이유는 다음과 같다.

- 외화를 구하기가 어려운 나라들이 있기 때문에(즉 예산 제한이

더 심각하다) 분리하여 기획할 필요가 있다.

- 환율이 수시로 바뀐다. 이 때문에 외국산 물품을 사는 데 필요한 자국화의 양이 달라질 수 있다. 매해마다 외화가 필요한 자원 중의 어떤 것을 자국화로 지불하는지 알아서, 예상 환율의 추정 범위를 이용하여 자국화로 각 비용을 계산할 필요가 있다[최근의 환율은 국제통화기금(International Monetary Fund)에서 정기적으로 발간하는 ≪국제재정통계지(*International financial statistics*)≫를 통해서 알 수 있지만 필요하면 지역에 있는 전문가의 도움을 청해야 한다].

미래 비용 추정액, 특히 경제적 정보 및 다른 정보가 보다 완벽한 높은 수준에서 추정한 추정액은 자금원이나 제공된 자원의 형태와 같은 특별 자료가 포함되어 있을 것이다. 이런 경우에 가능한 재원(보건부와 다른 정부 부서, 소비자, 원조기구)을 모두 열거해 보고, 각각이 얼마나 제공할 수 있는가를 살펴보는 것이 좋을 것이다. 주요 기여자별로 분리된 예산을 준비하여 그들이 얼마나 확실하게 지원해 줄 수 있는지를 표시해 보는 것이 좋다. 특정한 자원을 공급하지 못하였을 때 발생할 수 있는 결과에 대해서도 생각해 보자. 특히 원조 기구에서 얼마나 장기간 동안 처음과 같은 수준으로 자금을 제공할지 고려해야 한다. 가능하다면 지난 수년간의 지출추세와 원조기구의 과거의 행적을 알아보라. 현재의 원조기구에서 사업을 계속 지원하지 않는다면 지원을 해줄 만한 다른 기구가 있는가? 사업을 유지하지 못하게 될 수도 있는지 알아보기 위해 원조기구에서 제공하는 비용의 비율을 계산하여 보자.

계산과 추정 결과 사업 자금이 부족할 것이라는 결론이 나왔다고 가정해 보자. 숫자를 확인해 본 후에도 문제가 여전하다면, 기본적으로 다음 세 가지 방법 중의 하나를 선택할 수 있다.

- 새로운 사업의 설계를 변경한다. 원래의 설계를 더 효율적으로 만들 방법이 있는가? 규모를 줄여서 시행할 수 있는가?
- 추가 재정을 제공할 곳을 찾는다. 먼저 국가재정체계에서 사업에 조금 더 배분할 수 있는지 알아본다. 그 다음에는 상호원조기구 또는 국제원조기구(정부기구나 비정부기구 모두)를 고려해 본다. 새 사업이 아주 중요하다고 생각되면, 본인부담금이나 지역의 가용자원에서 직접 자원을 동원할 수 있는 다른 방법을 고려할 필요가 있다.
- 사업 설계를 취소하고 다른 전략을 고려한다.

현재 이용할 수 있는 자금보다 비용이 더 많이 드는 사업을 제안하지 말아야 한다. 당신이 제안하는 사업을 잘 알지 못하는 행정가가 독단적으로 사업의 일정 요소를 줄여버릴 수도 있다. 예를 들어 현재 사용할 수 있는 자금의 두 배가 드는 필수의약품 사업 제안서를 제출했다면, 모든 의약품의 양을 반으로 줄여버릴 수 있다. 모든 의약품이 다 같은 중요성을 가진 것이 아니기 때문에 이용가능한 재정에 맞춰 새로운 의약품 목록을 제출하는 것이 훨씬 더 좋을 것이다. 이렇게 하면 필요도가 낮은 의약품을 먼저 줄이고 꼭 필요한 약품은 끝까지 남겨 놓을 수 있을 것이다.

효율

미래 비용을 추정하여 중요하게 이용할 수 있는 두 번째 방법은 재정적으로 실행가능한 사업 중에서 가장 비용-효과적인 해결책을 선택하는 것이다. 효율을 판단하는 데는 보통 경제적 비용(<모듈 7>을 보시오)을 이용한다.

가장 효율적인 방법을 찾는 데는 보통 비용-효과분석(<모듈 9>를 보시오)을 사용한다. 미래의 사업을 고려할 때 생기는 방법론상의 차이는 특정 연도의 비용-효과를 계산하는 대신 사업시행 연도의 평균이나 아니면 적어도 몇 년간의 평균을 정할 수 있다는 점뿐이다. 자본적 항목의 수명이 다양하고 가치를 추정하는 데 시간이 중요하기 때문에 모든 비용(과 효과)을 현재의 가치와 같게 나타내기 위해서 가치를 할인하는 과정을 거친다(효율을 측정하는 데 적당한 할인율이 이용될 때는 인플레이션 조정을 할 필요가 없다).

할인 과정은 다음과 같다. 먼저 기준 연도를 설정한다(새로운 사업의 시행 원년이라고 하자). 그 해에 구입한 자본적 항목을 비롯한 각 항목의 가치는 변하지 않는다. 그러나 다음 해에 구입한 상품의 실제 가치는 적절한 할인율을 가지고 할인하여야 한다(<모듈 7>에서 설명한 과정과 비슷하다). 할인율이 10%라면 시행 2년째에 지불한 미화 1,000달러는 시행 원년의 910달러($1000/(1+0.10))에 상당한다. 시행 3년째에 구입한 상품은 10%를 더 할인하며, 이 과정은 계속된다. 할인율을 계산하는 방법은 복리를 계산하는 방법을 거꾸로 하면 된다. 이 과정을 계속하면 모든 비용(과 효과)을 '현재 가치'로 나타낼 수 있다. 1년간의 자본적 비용에 있어서는 <모듈 7>에서 설명한 것처럼 할인을 하는 데 필요한 요소의 표준 표가 있다. 그러나 지금 이런 계산을 할 필요는 없다.

앞에서 말한 것처럼 효율을 분석할 경우 대부분 경제적 비용을 사용하고자 할 것이다. 아래의 지침은 경제적 비용을 완벽하게 계산하는 데 필요한 내용을 간략하게 설명한 것이다.

- 재정적 비용을 계산한 다음, 기존의 자본적 항목과 기부받은 자원의 (연간) 현금 환산액과 같이 재정이 필요하지 않은 추가 자원의 추정액을 더한다.
- 다른 생산적 활동에서 당신의 목적으로 이전해 온 자원의 가치를 추정한다(예를 들어 이미 고용되어 일하고 있는 직원과 새 사업에서 일하기 위해 다른 책임을 포기하도록 요청받을 사람).
- 임금을 계산하는 데 사용하여 온 가격의 적합성에 대해 고려하고, 외화의 예상 가치를 고려하라. 외환가치가 특정한 투입 자원에 영향을 미칠 수 있기 때문에, 확실한 외환가치를 고려하여 예비적인 추정액을 조정한다.

미래의 사업을 기획할 때, 보건사업의 효율을 측정하는 것은 복잡한 것처럼 보일지라도 실행가능하고 노력을 할 만한 가치가 충분히 있다. 왜냐하면 그렇게 함으로써 주어진 예산 한계 내에서 더 나은 보건의료를 제공할 수 있기 때문이다. 이에 대해 더 생각해 보려면 216면에 있는 <연습문제 10B>를 풀어 보시오.

재무분석

이 모듈에서는 비용 자료를 재무분석에 적용하는 방법을 간략하게 검토한다. 이 때 일차보건의료의 비용과 효과의 현재 가치와 추정 가치를 이용한다. 여기에서 제시하는 정보의 일부는 앞의 모듈에서 제시한 것을 확장한 것이다.

자료를 얼마나 이용할 수 있는지, 그 자료의 신뢰도는 어느 정도인지, 즉 정보를 수집하고 해석하는 방법에 따라 그 비용 자료의 적용가능성은 달라진다. 또 다른 심각한 제한점은 적용하는 데 필요한 시간과 자금이 부족하다는 점이다.

이 장에서 논의되는 자료와 적용은 주로 고위직 보건 공무원들이 흥미를 가지는 부분일 것이다. 그러나 이 책은 전체적으로 국가적 차원보다 더 낮은 수준에서의 기획을 더 중요한 주제로 취급하고 있기 때문에 우리는 여기서 지역 차원의 인력을 위해 앞의 내용을 일부 포함하고 있다. <모듈 2>에서 다루었던 기대 예산과 실제 지출간의 비교에 관해 다시 생각해 보라. 이것은 어떤 차원에서 실행하는 어떤 사업에도 빈번히 적용되는 것이다. 42면에 있는 <표 2-1>과 그와 관련된 문제와 <연습문제 2A>와 <연습문제 2D(b)>를 참고할 수 있을 것이다. 지역 보건직 공무원과 중앙보다 낮은 차원에서 일하는 다른 사람들에게는 예산이나 다른 목적으로 이용가능한 정보를 가지고 미래를 추정하는 것은 역시 중요하다(<모듈 10>에 있는 설명, 사례 및 연습문제를 보시오).

이 모듈에서는 다양한 수준의 보건의료체계간의 차이, 형평성, 실행가능성 및 비용회수와 같은 주제에 대해 비용분석과 비용–효과분석의 적용을 검토한다.

수준이 다른 보건의료체계에서의 적용

보건의료인력이 이용할 수 있는 비용 자료는 그가 속한 수준에 따라 약간 달라질 수 있다. 수준별 차이는 분명하다. 예를 들어 (외부 지원을 비롯한 여러 가지 재원은 말할 필요도 없고) 중앙 부처에서 지출되는 비용 자료를 아는 사람은 중앙 공무원뿐일 것이다. 반면에 지방 공무원은 인력 비율에 대해서는 가장 잘 알 수 있다. 그리고 의료기관에서 실제로 서비스를 제공하는 사람만이 특정 과제에 배분된 시간과 직원들이 실제로 일하는 시간의 차이를 알 것이다.

이와 마찬가지로 보건의료의 효과에 관한 정보도 수준에 따라 달라질 것이다. <모듈 5>와 <모듈 9>에서 설명한 것처럼 효과의 척도는 여러 가지가 있다. 지역보건인력은 서비스 산출에 대한 일차 자료를 접할 수 있고, 환자의 태도와 행태의 변화를 알 수 있을 것이다. 한편 건강수준 결과에 대한 평가는 국가나 아니면 광역자치단체 차원에서나 가능할 것이다.

따라서 비용–효과 연구의 내용은 연구를 수행하는 수준에 따라 달라질 수 있으며 이 과정에서 보건의료체계 전체의 협력이 필요한 경우도 있을 수 있다. 비용–효과 연구를 어떻게 이용하고 그 결과가 앞으로의 연구에 대해 어떤 의미를 가지는가에 대해서는 <모듈 9>에서 상세히 설명하였다. 기초자치단체에서 사업을 기획하고 관리하기 위하여 어떤 종류의 비용 연구와 비용-효과 연구가 수행되어야 하고 또 수행가능한지 분명해져야 한다.

형평성

보건사업에서는 보건의료서비스 제공에서의 형평성(누가 진료받는가?)과 진료 재정에서의 형평성(누가 진료비를 지불하는가?)이 필수적인 목표이다. 비용분석과 형평성간의 일반적인 관계는 <모듈 2>와 <모듈 7>, 그리고 <모듈 8>에서 간략히 설명하였다.

평등한 보건의료체계가 바람직하다는 것에 반론을 제기하는 사람은 거의 없지만, 형평성에 대한 정보를 충분히 구비하여 이를 통해 정책과 실제에 영향을 미치는 것은 어려운 일이다. 개발도상국에서는 질 높은 보건의료를 더 많이 받으려는 요구가 점차 증가하고 있기 때문에 진료를 받으려는 사람과 진료비를 지불하는 사람을 경제 수준, 성, 지역 등등의 특성으로 나누어 규명해 볼 필요가 있다. 형평성의 척도로 쓸 수 있는 것은 많다. 예를 들어 서비스의 이용과 이용가능성도 형평성의 좋은 척도이다. 그런데 이런 척도는 대부분 가구 단위의 자료를 필요로 한다. 누가 진료를 받는가와 함께 누가 진료를 받지 않는가를 밝히고 사용자와 비사용자의 특성을 알아볼 필요가 있다. 유감스럽게도 <모듈 8>에서 밝힌 것처럼 가구 단위의 자료는 이용할 수 없는 경우도 많고 얻기도 힘들다.

그러나 대상 집단에 대한 자료와 그들에게 보건의료를 제공하기 위해 지출한 비용 그리고 그들이 보건의료를 제공받기 위해 지출한 비용에 대한 정보를 찾고 (또는 수집하고) 이용하려는 노력은 있어야 할 것이다. 219면과 220면에 있는 <연습문제 11A>와 <11B>를 풀어 보면 이런 활동의 두 가지 측면을 알아볼 수 있을 것이다. 그 문제들을 다 풀었으면 이제 다음 절로 넘어가기로 하자.

시행가능성

시행가능성은 <모듈 10>에서 설명하였다. 이에 관한 정보를 좀더 확실히 알기 위해 220면에 있는 <연습문제 11C>를 풀어 보시오.

비용회수

<모듈 10>에서는 사업을 실행할 수 없다면 보건직 공무원들은 기본적으로 다음의 세 가지 선택을 할 수 있다고 하였다. ① 사업 내용을 수정한다. ② 추가 재원을 찾는다. ③ 사업을 포기하고 새로운 전략으로 전환한다. 이 방법 중에 두 번째 것에는 본인부담금과 같은 다양한 방법으로 사업비를 회수하는 것도 포함된다. 이런 변화는 주로 고위직 공무원들이 결정하지만 정책이 결정되면 모든 보건의료인력이 그 정책 및 정책 운영 방식과 관련을 맺게 된다(진료비를 받고 지출하는 세세한 사항은 이 책의 범위를 벗어나는 것이라 여기서는 다루지 않는다).

본인부담금을 비롯한 비용회수에 관한 지침은 <모듈 2>에서 제시하였다. <모듈 2>에서는 환자의 지불능력과 관련된 문제들이 형평성

에 대한 잠재적 위협이 될 가능성이 있다는 점을 중요한 문제로 제기하였다. <모듈 8>에서는 더 나아가 진료의 지불능력과 지불의사를 제대로 측정하기 위한 정보를 얻는 것이 어렵다는 것을 지적하였다. 이제 재무분석에 관한 모듈에서 비용회수의 적용에 대해 간단히 검토하였으니, 206면에 있는 <연습문제 8B>를 다시 한 번 풀어 보면 도움이 될 것이다.

관리 효율

보건의료서비스를 얼마나 효율적으로 제공하는지 측정하기 위한 비용 자료 이용법은 <모듈 2>, <모듈 6>, <모듈 7>, <모듈 9>에서 설명하였다. 여기서는 서비스 제공단위의 효율을 올리려는 이런 방법들을 더 발전시켜 시설 관리자와 감독관이 사용할 수 있게 만들어 보았다.

특히 지역사회 수준에서 효율을 높이려면 주어진 시간에 각 시설간에 전체 비용과 단위 비용이 어떻게 다른가, 그리고 동일한 시설에서 시간에 따라 그 비용이 어떻게 변화하는가를 관찰할 필요가 있다. 비용에 영향을 미치는 요소를 찾기 위하여 비용을 분석하는 것은 쉽지 않은 일이다. 특히 진료의 질과 같은 개념이나 인구 특성과 지리적 변수에 따라 효과가 달라질 수 있다는 점을 고려할 때는 더욱 어렵다. 그럼에도 불구하고 극단적으로 높은 값이나 낮은 값을 보이는 예외적인 비용 차이는 조사해 볼 필요가 있다.

전체 자금사용 내역서를 통한 효율의 판단

<모듈 2>에서 설명한 것처럼 한 사업이나 특정 서비스 제공기관에서 사용한 전체 비용은 자원 투입 요소별로 나누어질 수 있다. 각 투

입 범주는 화폐적 가치와 백분율로 표시될 수 있다. 자금사용 내역서에 차이가 나는 기관들의 시간별 내역서를 보면 어떤 도움을 얻을 수 있을 것이다. 일반적으로 비용이 가장 많이 드는 인력 범주가 비정상적인 비를 나타내면 검토할 필요가 있으며, 의약품이나 차량도 상당한 차이가 발견되는 범주이다. 예를 들어 어떤 지역에 있는 한 보건소가 다른 보건소와 달리 의약품의 비용이 아주 높게 나타난다면, 보건소장이나 감독관이 그 문제를 검토하여야 한다(이것은 <모듈 2>에서 설명하였다). 개발도상국에서 기초자치단체의 일차보건의료 비용을 연구한 결과, 환자가 한 번 내원할 때 사용하는 약품과 약품비가 크게 차이가 난다는 사실이 밝혀졌고, 의약품 공급과 처방 습관을 검토한 경우도 있었다.

비용 자료가 효율에 관해 어떤 '메시지'를 던져준 것은, 한 예방접종 사업에서 전체 비용 중 백신의 구입비용이 예상보다 훨씬 더 많은 비중을 차지하는 것으로 나타난 경우였다. 이 경우 아마도 소모율이 상당히 높을 것이며, 이는 사업을 세밀히 감사해 보면 알 수 있을 것이다.

중요한 일차보건의료 사업의 경우, 아프리카에 있는 비슷한 두 나라의 전국적인 자금사용 내역서를 검토한 결과 내역서에서 인력이 차지하는 비중이 크게 다른 것으로 나타났다. 그 이유는 여러 가지로 설명할 수 있을 것이다. 이 경우 직원에 대한 임금의 차이가 주요 요소가 된 것으로 나타난 반면, 직원의 구성비(예를 들어 의사 대 간호사의 비)나 고용된 직원의 총수는 차이가 없는 것으로 나타났다(이와는 반대로 보건소간 인력구성비의 차이가 주요 요소인 것으로 나타난 연구도 있다). 이런 비용 요소와 기타 요소들은 다음 장에서 자세히 다룰 것이다.

평균 비용에 대한 중요한 영향과 평균 비용의 효율에 대한 함의

전체 비용과, 이보다 더 중요한 평균 비용에 영향을 미치는 가장 일반적인 요소는 무엇인가? 이것은 보건사업의 효율을 개선하는 좋은 자료가 될 것이다. 간단히 말해 다음 중에서 어떤 것이 가장 크게 영향을 미치는지 알아보기 위하여 평균 비용을 검토할 필요가 있다.

- 투입 자원을 구매하는 데 지출하는 가격
- 인원 구성비
- 직원의 생산성
- 한 시설의 이용 강도(용량과 관련된 진료의 양)
- 규모의 경제(economy of scale: 시설의 용량을 키우면 얻을 수 있는 비용의 절약)
- 범위의 경제(economy of scope: 서비스를 분산시킴으로써 얻을 수 있는 비용의 절약)

이런 요소가 중요하다는 것은 더 이상 설명할 필요가 없을 것이다. 예를 들어 질의 손상 없이 투입 자원의 가격을 통제할 수 있다면 서비스 제공의 효율이 높아진다는 것은 분명하다. 가격에 대한 자료는 쉽게 얻을 수 있을 것이다. 또 다른 사례로는 의사 대 간호사의 비나 간호사와 간호조무사의 비와 같은 인원 구성비도 한 시설의 서비스 한 단위당 비용에 영향을 미칠 수 있다. 여러 가지 시설의 구성비를 검토하면 비용을 증가시키는 특이한 패턴을 찾을 수 있을 것이다. 그런 패턴을 찾았다면, 구성비를 바꿔 효율을 올릴 수 있을 것이다. 이런 변화는 일차보건의료 기관보다는 병원에서 더 효과가 있을 것이다.

　　직원의 생산성은 불가피하게 서비스의 평균 비용에 영향을 미칠 뿐 아니라 서비스 제공 효율에도 영향을 미친다. 다른 조건이 동일한데 한 직원(예를 들어 한 간호사)의 일일 산출이 다른 직원보다 높다면 (예를 들어 더 많은 가정을 방문했다면), 단위 생산 비용은 낮아질 것이다. 물론 반대의 영향도 있을 수 있다. 보건소에 추가 지원 인력과 장비가 있다면 간호사의 생산성은 올라갈 것이다. 평균 비용에 대한 전체적인 효과는 예측할 수 없고, 확인하여야 할 것이다. 두 가지 다른 일차보건의료사업을 비교한 라틴 아메리카의 비용 연구에서는 언뜻 보기에는 비슷한 환자를 진료하였는데, 한 사업은 다른 사업보다 내원 환자당 비용이 상당히 낮게 나타났다. 그런데 자료를 자세히 검토해 본 결과 비용-효과적인 사업의 생산성이 더 낮은 것으로 나타났다. 따라서 이 경우에는 비용 차이가 다른 이유로 생기는 것이며 그것이 무엇인지 살펴볼 필요가 있다.

　　한 보건의료시설의 이용 강도, 즉 시설의 전체 용량과 관련하여 제공된 서비스의 양은 논리적인 비용 결정인자이다. 제공된 서비스의 양이 많으면 고정 비용을 더 많은 산출로 나눌 수 있으므로 서비스의 단위당 비용이 줄어들 것이다. 다양한 일차보건의료사업에서 이런 현상을 볼 수 있으므로, 효율을 측정하기 위해 비용 결과를 해석할 때는 이를 고려할 필요가 있다. 사업 시설의 일부가 이용되지 않은 것으로 나타났다면 제공 기관의 수와 위치나 진료 일정을 재검토할 필요가 있다.

　　지역의 평균 비용이 비교적 낮은 이유가 '규모의 경제' 때문이라는 의견이 많다. 경제학에서는 규모의 경제라는 용어를 시설이 크면 클수록 서비스를 생산하는 단위 비용이 더 낮아진다는 의미로 사용한다. 그러나 이런 현상이 항상 나타나는 것은 아니다. 너무 규모가 커서 제대로 관리하기 어려울 수도 있다. 정보가 충분하다면 같은 서비스를 제공하는 기관의 평균 비용을 규모별로 비교하려고 시도할 수 있을 것이다(이 때 이용 강도는 비교할 수 있다고 가정한다). 개발도상국 두 나라의 전국적인 예방접종사업에 관한 한 연구에서는 시설이 작을수록 주입된 백신의 양당 비용이 낮은 것으로 나타난 것을 발견하였다. 따라서 규모의 경제를 바로 적용할 수 없다는 점을 알 수 있다.

이 장에서 마지막으로 고려해야 할 비용 요소로 제시하고 있는 것은 '범위의 경제'이다. 이것은 동일한 시설에서 광범위한 여러 서비스를 제공하면 평균 비용을 절약할 수 있다는 것이며, 다른 것이 동일하다면 다양한 형태의 서비스를 많이 제공하는 보건소가 각 서비스를 낮은 단위 비용으로 제공할 수 있다는 것이다. 즉 이를 통해 보건소의 효율적인 행정이 가능해지고 건물과 다른 시설도 보다 효율적으로 사용할 수 있기 때문이다. 각 서비스의 범위의 경제를 검토한 연구 중의 일부, 예를 들어 앞에서 언급한 라틴 아메리카의 연구에서는 이런 현상을 발견했다. 자료와 시간만 있다면 광범위한 서비스를 제공하는 것이 효율면에서 어떤 이득을 얻을 수 있는지 검토하는 것이 바람직할 것이다.

결론

앞에서 언급한 아이디어를 적용하고 있는 222면에 있는 <연습문제 12A>를 풀어 보면 이 모듈을 끝낼 수 있다. 여기서 논의된 사항을 통해 보건의료서비스 제공에서의 효율을 측정하고 증진시키는 단계를 밟는 것이 잠재적으로 큰 가치 있다는 사실을 확신할 수 있었기를 희

망한다. 비용분석을 이렇게 이용하면 기획과 예산편성을 보충할 수 있다.

　이제는 재정적 비용, 경제적 비용과 효과를 비롯한 비용분석의 기본 개념과 적절한 측정을 할 수 있는 가장 중요한 방법에 대해서는 잘 알고 있어야 한다. 이제 이런 개념을 당신이 직접 참여하고 있는 사업이나 시설의 평가에 적용할 수 있을 것이다.

연습문제

계산시 주의사항

앞으로 나올 연습문제 중에는 계산을 해야 할 것도 많이 있다. 예를 들어 비용의 다양한 구성요소를 계산하고 그 수치를 모두 더해 한 보건사업이나 서비스 제공기관의 비용의 합계를 구해야 할 필요가 있을 것이다. 또 예를 들어 예방접종으로 예방할 수 있었던 사망 1건당 비용을 결정하기 위한 기본적인 비용–효과분석을 하여야 할 것이다. 이런 계산은 너무 상세한 것처럼 보일 수도 있지만 계산 과정은 아주 단순하다. 일부 연습문제는 계산기를 이용하면 쉽게 풀 수 있을 것이다.

컴퓨터를 이용하는 문제도 분명히 등장한다. 그러나 이런 형태의 비용분석에서는 컴퓨터가 필요 없다. 개인용 컴퓨터와 스프레드시트 프로그램을 사용해 본 사람이라면 언제 어디에 그 프로그램을 사용할 수 있는지 알 수 있을 것이고 장기적으로는 이 프로그램을 사용하는 것이 생산적이다. 그러나 이 책은 컴퓨터나 스프레드시트 없이 사용할 수 있도록 만들었다.

당신이 직접 참여하고 있는 사업이나 기관을 실제로 분석할 때, 컴퓨터를 사용할 수 있다면 자유롭게 사용하는 것이 좋다. 이 경우 당신이나 당신이 소속한 그룹의 일원이 개인용 컴퓨터의 스프레드시트 프로그램을 이용할 수 있을 것이다. 여러 가지 다양한 컴퓨터 사용방법을 서로 공유하면 다른 사람들도 더 쉽게 비용분석을 하는 방법을 배울 수 있을 것이다.

모듈 1　**연습문제**

■ 연습문제 1A (시간: 10분)

다음 사진에서 보이는 투입 자원의 범주를 적으시오.

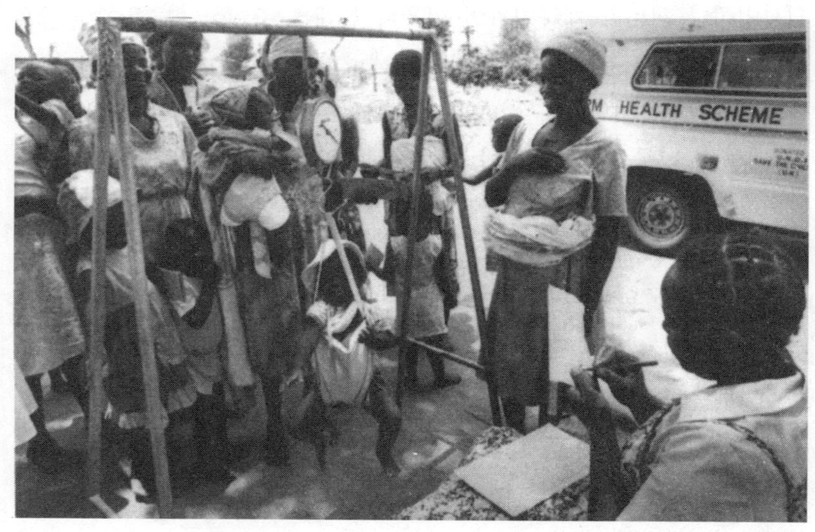

전형적인 일차보건의료사업에 필요한 투입 범주에는 또 어떤 것이 있는가?

(이제 다시 본문으로 돌아가시오.)

■ 연습문제 1B (시간: 20분)

23면에 있는 투입 범주별 비용 차트에 당신이 책임지고 있거나 잘 알고 있는 특정한 보건사업을 대입시켜 보시오. 다음 표에 있는 각 범주별 투입 자원의 세목을 적으시오.

투입 범주	세목
자본재 차량 장비 건물, 공간 일회적인 훈련 일회적인 사회운동	
경상비 인력 물자 차량의 운영 및 유지 건물의 운영 및 유지 정기적인 훈련 정기적인 사회운동 기타 운영비	

당신이 이 교재로 교육을 받고 있다면 당신이 작성한 표와 다른 동료의 표를 비교하여 둘 간의 차이점에 대하여 토론하시오.

■ 연습문제 1C (시간: 10분)

<연습문제 1B>에서 당신이 제시한 보건사업에 포함되어 있는 주요 기능이나 활동과 (<연습문제 1B>에서 사용된 범주에 있는) 각각

의 활동이나 기능에 필요한 투입 자원을 적어보시오.

이 문제의 답은 다음과 같은 양식으로 기록하시오.

활동 1:
필요한 투입 자원:

활동 2:
필요한 투입 자원:

■ 연습문제 1D (시간: 5분)

앞에서 당신이 제시한 사업에서 일반적으로 외국환을 포함하고 있는 투입요소나 활동의 형태를 나열하고, 그것의 제공자(정부도 포함)와 그에 사용된 통화를 기록하시오.

외국환을 포함하고 있는 투입 자원이나 활동	제공자	통화

■ 연습문제 1E (시간: 45분)

당신이 담당하는 사업의 예산서에서 사용된 소분류('제목'과 '소제목')를 열거하고, 소분류 중 어느 것이 물리적인 투입요소를 나타내고 어느 것이 기능(활동)을 나타내는지 기록하시오.

소분류	투입 또는 기능?

소분류 중에서 중첩될 가능성이 있는 부분이 있는가? 만약 있다면 어느 부분인가?

만약 당신이 현재의 예산을 권장 투입 목록에 맞게 바꾸어야 한다면, 어떤 예산 항목을 결합시키겠는가? 당신이 새로 만들 필요가 있는 범주는 어떤 것인가?

당신이 생각한 답과 다른 사람의 답을 비교, 대조하여 보시오.

■ 연습문제 1F (시간: 15분)

당신이 어떤 한 병원에서 아이를 낳기 위해 그 병원에 내원한 사람을 대상으로 모유수유에 관해 교육할 계획이라고 가정하고, 다음 문제에 답하시오.

- 이 사업에서 해야 할 주요 활동은 무엇인가?
- 각 활동에 필요한 물리적 투입 자원의 종류는 무엇인가?(자세한 항목을 간단히 열거하시오)

활동	필요한 투입

■ 연습문제 1G (시간: 30분)

당신이 지역의 모자보건 조정관에게 그 지역 활동의 하나인 모자보건 사업에 들어가는 투입 목록을 보여달라고 부탁하였다. 조정관은 다음 목록을 주었다. 모자보건 사업은 5세 이하 어린이의 성장 기록, 5세 이하 어린이가 자주 걸리는 질병의 치료, 예방접종, 산전진료 및 산후진료라는 다섯 가지 활동을 수행하고 있다. 다음은 건네 받은 투입 목록이다.

- **간호사:** 간호사는 보건부 소속이다. 간호사는 다섯 가지 활동 모두에 참여하고 있다.
- **백신:** 백신은 수입하며, 이에 필요한 자금은 외국의 원조기관에서 받는다. 백신은 예방접종에만 사용한다.
- **냉장고:** 모자보건센터가 있는 보건소에는 등유로 작동하는 냉장고가 하나 있다. 이것은 보건소의 모든 활동에 사용하고 있으며, 보건부가 5년 전에 외국에서 구입한 것이다. 냉장고 안에는 치료약, 예방접종과 산전·산후 진료를 위한 약품과 백신이 저장되어 있다.
- **자전거:** 보건소 직원은 인근에 사는 환자를 방문할 때 보건소에 있는 두 대의 자전거를 이용한다. 이것은 모자보건 간호사가 약 반 정도 이용한다. 자전거 한 대는 10년 전 보건부가 한 지역 공장에서 산 것이고(이제는 매우 낡았다), 또 한 대는 최근에 외국 원조기관에서 제공해 준 프랑스제 자전거이다.
- **차량:** (2년 전에 보건부가 영국에서 구입한) 거친 지형에 적당한 작은 차를 모자보건센터 간호사와 다른 보건소 직원이 함께 사용한다. 모자보건센터 간호사는 매주 수요일 아동의 성장 기록과 예방접종을 위해 아동보건 이동진료소를 운영하는 데 이 차를 사용한다.
- **운전사:** 운전사는 다른 보건소 활동도 함께 하고 있으며, 매주 수요일마다 이동 진료를 나갈 때 차를 운전한다. 그는 보건부 소속이다.

- **체중계 세트**: 이것은 아동의 성장 기록에 사용된다. 보건부 기금으로 지방의 제조업체에서 샀다.
- **간호조무사**: 간호조무사는 여러 활동에 참여하며 보건부 소속이다.
- **보건소 건물**: 보건소 건물은 하루에 반나절씩, 전체로 보면 일주일에 이틀 동안 모자보건 진료소로 사용된다. 이 건물은 15년 전에 보건부의 자금으로 주로 지역의 자재를 사용하여 세워졌다.
- **약품**: 약품은 진료와 산전 및 산후 진료에 사용된다. 국제기구의 자금지원을 받아 거의 모든 약품을 수입한다.
- **병상**: 두 개의 병상은 모든 보건소 활동에 필요하다. 이 병상은 분만시, 아픈 어린이의 치료 및 그들의 어머니를 위해 이용된다. 보건소 건물의 한 부분으로서 자금 지원을 받았다.
- **주사기**: 주사기는 약과 백신을 주입하는 데 사용된다. 이것은 보건부의 자금으로 지역에서 구입한다.

투입요소 중 모자보건 조정관이 빼놓고 기록하지 않은 것은 무엇인가? 아래에 기록하시오.

위의 목록에 있는 모든 투입요소와 당신이 추가한 투입요소를 분류하고 범주별, 기능(활동)별, 자금원별로 분류하여 다음의 표에 적어 넣으시오.

투입	투입의 범주	기능	재원
간호사			
백신			
냉장고			
자전거			
차량			
운전사			
저울			
간호조무사			
건물			
약품			
병상			
주사기			

모듈 2 **연습문제**

■ 연습문제 2A (시간: 45분)

최근의 보건사업(<연습문제 1B>에서 사례로 사용한 것 중의 하나)에서 전체 예산과 지출 및 중요한 특정 사업 기능의 예산과 지출을 비교하시오.

분석 결과 예산 책정 액수와 지출이 잘 맞는가(차이가 5% 이내)? (이 문제를 푸는 시간은 15분뿐이다.) 이 질문에 대답하려면 어떤 새로운 정보가 필요한지 생각해 보시오. 답의 일부로서 당신은,

- 사업의 목적을 변경하겠는가?　　　□ 예　　　　□ 아니오
- (현재 재원에서 제공하는 양을 증가시키거나 아니면 다른 자금을 찾아보는 방식으로) 예산 배분을 바꾸겠는가?
　　□ 예　　　　□ 아니오
- 사업의 효율을 높이겠는가?　　　□ 예　　　　□ 아니오
효율을 높이려고 한다면 그 방법은 무엇인가?

- 본질적으로 통제할 수 없고 예상할 수 없는 특성을 가진 외부 원조기구의 개발사업에 더 유연하게 대처하겠는가?
　　□ 예　　　　□ 아니오

이 외에 더 할 수 있는 방법은 무엇인가?

(연습문제를 푸는 동안 그리고 이 책을 다 읽은 후) 더 대규모 분석을 할 것을 기대하며, 여기서는 (1) 예산과 지출 자료를 요약하는 형식을 제안하고, (2) 몇 가지 질문을 하려고 한다(이 질문은 즉시 풀지 않아도 된다).

투입	예산(통화. . .)	지출(통화. . .)
자본재 차량 장비 건물, 공간 일회적인 훈련 일회적인 사회운동		
자본재 합계		
경상비 인력 물자 차량의 운영 및 유지 건물의 운영 및 유지 정기적인 훈련 정기적인 사회운동 기타 운영비		
경상비 합계		
합계		

당신이 맡고 있는 보건사업에 대하여 질문하겠다.
- 전체 지출이 예산 범위 안에서 이루어지고 있는가?

- 전 해와 비교해 보았을 때, 예산과 지출의 연계가 더 나아졌는가?
- 투입요소 중 어떤 항목이 예산보다 더 지출되었고, 어떤 항목이 덜 지출되었는가?

'투입' 대신에 원조기관, 기능, 화폐나 수준을 대입시켜, 각 분류별로 예산과 지출을 기록하고 다음에 대답하시오. 어떤 원조기관/기능/화폐/수준에서 예산이 초과 지출되었는가?

■ 연습문제 2B (시간: 15분)

질병관리 사업의 비용을 연구해 보니 한 곳만 빼고 지역 안에 있는 모든 보건소들이 약품값으로 전체 지출의 5%에서 8%를 사용하고 있었다. 예외적인 한 보건소는 약값으로 전체 자원의 20%를 사용하고 있었다. 이에 대하여 3가지로 설명을 해 보시오.

설명 1:

설명 2:

설명 3:

이 설명 중의 어느 하나가 옳다고 결정하면 당신은 어떻게 하겠는가?

설명 1이라면:

설명 2라면:

설명 3이라면:

당신이라면 이를 바로잡기 위해 각각의 경우에 어떤 행동을 취하겠는지 생각해 보시오. (이 문제의 답은 적지 마시오)

이제 35면으로 돌아가시오.

■ 연습문제 2C (시간: 30분)

당신이 하고 있는 사업은 대상 집단 일인당 연간 지출 비용이 얼마인가?(농촌과 도시지역으로 나누어 대답하시오).
농촌:

도시:

이것을 추정하기가 어렵다면, 어떤 종류의 정보가 없어 추정이 어려운가?

농촌지역과 도시지역 사이에 서비스를 제공받는 사람 일인당 비용에 차이가 있다면 그 차이를 어떤 요소로 설명할 수 있는가?

■ 연습문제 2D (시간: 2시간 - 1시간은 집단 작업, 그리고 1 1시간은 결과를 비교하시오)

<모듈 2>의 마지막 장에 있는 표와 비슷한 표에 근거한 연습문제들을 아래에 제시해 놓았다. 훈련생들은 두세 명씩 4개의 소그룹을 만들고 각 그룹별로 다음과 같이 1개 내지 2개의 연습문제를 푸시오. 소집단 1 - 연습문제 (a)(지역 비교), 소집단 2 - 연습문제 (b)(한 지역), 소집단 3 - 연습문제 (c)와 (d)(한 지역), 소집단 4 - 연습문제 (e)(한 지역)와 (f)(모든 수준)

이 연습문제는 <모듈 2>의 마지막 부분에 있는 표에 근거하고 있다.

- 연습문제 (a): 표 2-6
- 연습문제 (b): 표 2-1
- 연습문제 (c): 표 2-2
- 연습문제 (d): 표 2-3
- 연습문제 (e): 표 2-4
- 연습문제 (f): 표 2-5

연습문제 (a) — 지역별 지출

투입	지역 1		지역 2		지역 3		지역 4		전체	
	통화	%	통화	%	통화	%	통화	%	통화	%
자본재										
차량	20,000		150,000		25,700		32,500			
장비	10,700		39,600		14,800		16,300			
건물, 공간	11,000		24,660		10,500		17,500			
일회적인 훈련	0		0		0		0			
일회적인 사회운동	0		0		0		0			
자본재 합계										
경상비										
인력	57,900		124,630		47,800		76,930			
물자	24,600		50,000		9,240		33,600			
차량의 운영 및 유지	12,300		65,000		5,550		20,700			
건물의 운영 및 유지	2,400		3,750		2,000		4,070			
정기적인 훈련	0		0		0		0			
정기적인 사회운동	0		0		0		0			
기타 운영비	8,750		20,000		9,860		13,500			
경상비 합계										
합계	147,650		477,640		125,450		214,880			
대상 주민	50,000		100,000		40,000		70,000			

각 지역마다 투입 범주에 따른 전체 비용(지출)의 백분율을 계산하여 이를 표의 '%' 난에 기입하시오.

어떤 지역이 다른 지역과 큰 차이를 보이는가? 그리고 어떤 투입요소가 그러한가?

이처럼 비용의 차이를 보이는 이유는 무엇이라고 생각되는가?

각 지역별로 일인당 비용을 계산하여 그 결과를 표의 맨 밑에 새 줄을 만들어 기입하시오.

어떤 지역이 일인당 비용이 가장 높은가?

그 이유는 무엇이라고 생각되는가?

연습문제 (b)—지역 1의 예산과 지출 비교

투입	예산 (통화)	지출 (통화)	자금사용 내역서 (예산 대비 지출 %)
자본재 차량 장비 건물, 공간 일회적인 훈련 일회적인 사회운동	 18,000 10,000 12,000 0 0	 20,000 10,700 11,000 0 0	
자본재 합계			
경상비 인력 물자 차량의 운영 및 유지 건물의 운영 및 유지 정기적인 훈련 정기적인 사회운동 기타 운영비	 60,000 20,000 10,000 2,700 0 0 9,000	 57,900 24,600 12,300 2,400 0 0 8,750	
경상비 합계			
합계	141,700	147,650	

표의 마지막 칸을 채우시오.

지역의 전체 지출이 예산 범위(즉 예산의 3~5% 범위) 내에 들어가는가?

　　☐ 예　　　　☐ 아니오

어떤 투입요소가 과잉 지출되었고, 어떤 투입요소가 과소 지출되었는가?

자본재에 대한 지출은 전체 지출의 몇 퍼센트인가?

이 자본재 지출에 대한 경상비 지출이 갖고 있는 의미는 무엇인가?

어떤 투입요소의 지출이 가장 많은가?

지출이 가장 많은 투입요소에 초점을 맞춰 앞으로의 효율을 분석할 수 있는가? 만약 그렇다면 효율 연구는 어떻게 수행될 수 있는가?

연습문제 (c)—지역 1의 지원원(기여자)에 의한 지출

투입	원조기구		보건부		정부의 다른 부서		전체	
	통화	%	통화	%	통화	%	통화	%
자본재								
차량	15,000		5,000		0		20,000	
장비	6,750		3,250		700		10,700	
건물, 공간	11,000		0		0		11,000	
일회적인 훈련	0		0		0		0	
일회적인 사회운동	0		0		0		0	
자본재 합계								
경상비								
인력	0		49,500		8,400		57,900	
물자	15,000		9,600		0		24,600	
차량의 운영 및 유지	0		12,300		0		12,300	
건물의 운영 및 유지	0		1,800		600		2,400	
정기적인 훈련	0		0					
정기적인 사회운동	0		0					
기타 운영비	0		6,750		2,000		8,750	
경상비 합계								
합계	47,750		88,200		11,700		147,650	

주: 이 자료는 진료비를 받아 비용을 회수하지 않는다고 가정한 것이다.

지역의 전체 비용(지출) 중에서 외국의 원조기구가 제공하는 비율은 몇 퍼센트인가?

외국의 원조기구에게 더 많이 의존하는 투입요소는 어떤 것인가?

한 지역이 일차보건의료사업을 지향하려면 외국의 원조기구에서 어떤 종류의 물자를 제공받는 것이 가장 좋은가?

연습문제 (d)—지역 1의 통화 형태별 지출

투입	원조기구		보건부		정부의 다른 부서		전체	
	통화	%	통화	%	통화	%	통화	%
외국환 자본재 경상비	30,000 15,000		1,700 22,000		550 500		32,250 37,500	
합계	45,000		23,700		1,050		69,750	
국내 통화 자본재 경상비	2,750 0		4,500 60,000		2,200 8,450		9,450 68,450	
합계	2,750		64,500		10,650		77,900	
총합계	47,750		88,200		11,700		147,650	

주: 이 자료는 진료비를 받아 비용을 회수하지 않는다고 가정한 것이다.

전체 비용(지출) 중에서 외국환은 몇 퍼센트를 차지하는가?

어떤 기여자가 외국환을 가장 많이 제공하였는가?

자본재와 경상비 투입 중 어느 것이 외국환을 더 많이 사용하는가?

자본재 투입 항목 중에서 어떤 항목이 외국환에 더 많이 의존하는 것처럼 보이는가?

연습문제 (e) – 지역 1의 기능(활동)별 지출

투입	훈련		관리		제공		교육		전체	
	통화	%	통화	%	통화	%	통화	%	통화	%
자본재										
차량	3,000		1,200		6,800		9,000		20,000	
장비	900		600		7,300		1,900		10,700	
건물, 공간	500		500		9,500		500		11,000	
일회적인 훈련	0		0		0		0		0	
일회적인 사회운동	0		0		0		0		0	
자본재 합계										
경상비										
인력	7,000		2,900		40,000		8,000		57,900	
물자	1,500		1,000		17,500		4,600		24,600	
차량의 운영 및 유지	1,900		750		4,200		5,450		12,300	
건물의 운영 및 유지	100		100		2,100		100		2,400	
정기적인 훈련	0		0		0		0		0	
정기적인 사회운동	0		0		0		0		0	
기타 운영비	750		500		1,500		1,500		8,750	
경상비 합계										
합계	15,650		7,550		93,400		31,050		147,650	

어떤 기능(활동)이 가장 자본 집약적인가(즉 자본재 투입의 퍼센트가 가장 높은가)?

어떤 기능의 지출이 가장 많은가?

지출이 가장 많은 기능이 효율을 올릴 여지도 가장 큰가? 그러하거나 그렇지 않다면 그 이유는 무엇인가?

연습문제 (f)—지역 1의 수준별 지출

투입	국가 행정		지방 행정		지역 행정		보건소		병원		전체	
	통화	%	통화	%	통화	%	통화	%	통화	%	통화	%
자본재												
차량	10		10		10		280		500			
장비	15		10		5		175		500			
건물, 공간	125		113		70		90		675			
일회적인 훈련	0		0		0		0		0			
일회적인 사회운동	0		0		0		0		0			
자본재 합계												
경상비												
인력	450		275		200		4,200		3,760			
물자	10		7		5		1,200		1,350			
차량의 운영 및 유지	10		10		10		375		200			
건물의 운영 및 유지	30		20		10		100		400			
정기적인 훈련												
정기적인 사회운동												
기타 운영비	5		5		5		150		350			
경상비 합계												
합계	655		450		315		6,870		7,735			

비용(지출)의 대부분을 사용하는 수준은 어느 수준인가?

자본재 투입에 대한 지출 비율이 가장 높은 수준은 어느 수준인가?

모듈 3 **연습문제**

■ 연습문제 3A (시간: 15분)

전국에 있는 모든 보건소에서 제공하는 특정 서비스의 평균 비용을 가능한 한 정확하게 추정하려고 한다면 당신은 (<모듈 3>에서 설명한 표본추출법 중에서) 어떤 종류의 표본추출법을 사용하겠는가?

다른 방법을 선택해야 한다면 어떤 방법을 선택하겠는가?

당신이 선택한 두 가지 방법의 상대적 장점을 간단히 기술하시오.

당신은 현재의 지출 기록을 이용하여, <모듈 2>에서 대략 설명한 것과 같은 사업 투입요소의 자금사용 내역서를 만들 수 있는가? 아니면 그 목적을 위해서 지출기록을 다시 만들어야 하는가? 만약 그렇다면 어떻게 만들어야 하는가?

사업 비용을 파악하려면 여러 종류의 정보가 필요하고, 다양한 결과표를 기획하여야 한다는 면에서 볼 때, 만약 현재의 지출기록을 바꿀 필요가 있다면 어떻게 바꿀 계획인가?

■ 연습문제 3B (시간: 45분)

당신이 갖고 있는 사업 지출기록 중에서 가장 최근의 것은 어느 해의 기록인가?

당신이 보기에는 그 자료가 당신이 현재 수행하고 있는 사업의 비용을 계산하는 데 이용할 수 있을 만큼 최신 자료라고 생각하는가?

　　□ 예　　　　　□ 아니오

사업 비용을 계산하는 데 이용할 수 있는 지출기록은 당신의 사업에만 적용될 수 있는 것인가(즉 기록에 다른 사업에도 해당하는 자료는 없는가)?

　　□ 예　　　　　□ 아니오

지출기록에 다른 사업의 자료도 있다면, 다른 자료가 있어서 큰 문제가 되는가? 된다면 그 이유는 무엇인가?

당신의 사업에 자금을 대는 모든 지원자가 지원하는 지출에 지출기록을 이용할 수 있는가, 아니면 특정 지원자가 지원하는 지출에만 이용할 수 있는가? 특정 지원자가 지원하는 지출만이라면 어떤 지원자인가?

모듈 4 **연습문제**

■ **연습문제 4A (시간: 40분)**

당신의 사업에 참여하고 있는 인력의 특징과 비용에 관한 자료는 어떤 종류인가, 그리고 이 자료는 어디에서 (그리고 어느 수준에서) 찾을 수 있는가?

종류	장소

이 자료를 보고 특정한 사업에만 관련된 특정 인력과 그들의 근무 시간(당 비용)을 알 수 있는가? 아니면 그들의 비용을 몇 가지 사업으로 어떻게 분배해야 하는가?

사업에 참여하고 있는 인력 중에서 일상적인 자금원으로 비용을 지불하지 않는 인력이 있는가? 만약 있다면, 그들은 누구인가?

사업에 참여하는 직원들은 상여금이나 추가 급여를 받는가? 특히 상여금이나 추가 급여의 액수(비용)를 추정하기 위한 정보는 어디에서 찾을 수 있다고 생각되는가?

급여	정보원

■ 연습문제 4B (시간: 20분)

사업에 필요한 중요한 물자의 형태를 다섯 가지만 기입하시오. 그리고 각 형태의 물자의 이용량을 알 수 있는 자료원을 지적하시오.

형태	자료원

이 자료가 비용 연구를 할 수 있을 만큼 상세한 것이라고 생각되는가?　　□ 예　　　　□ 아니오

다섯 가지 형태의 물자 중에 다른 사업과 같이 사용하는 물자가 있는가? 만약 있다면 당신의 사업에 사용하는 부분을 어떻게 분리할 것인가?

이런 형태의 물자에 지불되는 가격이나 (더 나은 물자로) 그들을 대체하는 가격에 대해 어디에서 가장 정확한 자료를 얻을 수 있는가?

형태	가격 자료원

■ 연습문제 4C (시간: 15분)

당신의 사업에서 사용하는 차량의 운영비와 유지비에 대한 자료는 어디에서 얻을 수 있는가? 그리고 그 자료는 어느 수준에서 얻을 수 있는가?

자료원	수준

이 자료가 당신이 차량의 운영비와 유지비를 추정하는 데 이용할 수 있을 만큼 좋은 자료인가?　　　□ 예　　　　　□ 아니오

만약 그렇지 않다면 이 비용을 추정할 수 있으리라고 생각되는 가장 좋은 정보원은 무엇인가?

■ **연습문제 4D (시간: 1시간 15분)**

다음은 지난 해 모자보건사업의 투입요소별 전체 지출을 기록한 표이다. 다음 표를 보고 질문에 대답하시오.

투입	지출(지방통화)
간호사	900
백신	5,000
냉장고	0
자전거	0
차량	0
운전사	600
저울	0
간호조무사	700
보건소(건물)	0
약품	10,000
주사기	1,000
연료	3,000

이 지출을 모자보건사업의 활동별로 할당하려면 어떤 추가 정보가 필요한가? 모자보건사업의 활동은 다음과 같다. (a) 0~5세 아동의 성장기록, (b) 0~5세 아동의 통상적인 질병의 치료, (c) 예방접종, (d) 산전과 산후 진료

예를 들어 자본재 비용에 있는 각 항목의 현재 가격과 사용기간을 알 필요가 있다. 이것을 다음과 같이 가정하기로 하자.

- 냉장고: 10년, 미화 800달러
- 자전거: 10년, 미화 800달러
- 차량: 8년, 미화 20,000달러
- 저울: 25년, 미화 100달러
- 보건소 건물: 30년, 건설비 미화 15,000달러

앞의 표에 있는 투입항목 중 특정한 모자보건 활동에 직접 할당될 수 있는 것은 어떤 것인가? (당해 투입 항목을 활동과 연결시키시오)

투입 항목	활동

나머지 투입 항목들—즉 직접 할당될 수 없어 그들의 비용을 각 활동에 배분할 필요가 있는 투입 항목들—은 어떤 요소를 이용하여 그 비용을 배분할 것인지 결정하시오.

투입 항목	요소

당신이 지금 다음과 같은 추가 정보를 갖고 있다고 하자.

- 간호사와 간호조무사는 다섯 가지 모자보건 활동에 시간을 균등하게 소비한다.
- 약품의 양은 백신의 양의 약 세 배이고 약품의 1/3은 냉장고에 보관하여야만 한다. 약품(양)의 반은 0~5세 아동의 통상적인 질병 치료에 쓰고 있고, 산전·산후 진료에는 각각 1/4씩 사용하고 있다.
- 이동 아동진료소(산전·산후 진료만 빼고 모든 모자보건 기능을 동일하게 방문 서비스로 제공한다)는 차량을 이용하고 운전사가 일하는 시간 중에서 약 10%를 차지한다.

아직도 배분하기 어려운 비용은 어떤 투입 비용인가? 더 이상의 정보가 없는 상태에서 배분하기 어려운 항목에 어느 정도의 비용을 어떻게 배분하겠으며, 그 이유는 무엇인가?

투입항목	배분된 비용

이제 할당되고 배분된 지출 비용 및 다른 관련 계산법에 기반하여 투입항목별 연간 비용과 전체 비용을 계산하여, 아래의 표에 적으시오.

투입항목	연간 비용	계산법(필요한 경우)
간호사		
백신		
냉장고		
자전거		
차량		
운전사		
저울		
간호조무사		
보건소(건물)		
약품		
주사기		
연료		

모듈 5 **연습문제**

■ **연습문제 5A (시간: 30분)**

당신이 수행하고 있는 사업의 효율과 다른 보건시설(또는 다른 마을)에서의 사업의 효율을 비교하고자 한다면, 어떤 효과척도를 선택하겠는가? 어떤 한 가지 척도가 가장 만족스럽다고 생각하는가?(그 방법에 별표(*)하시오)

당신이 말라리아 관리를 책임지고 있는데, 모기를 관리하는 방법으로 가구별 분무살충이나 환경관리 같은 방법밖에 선택할 수 없다고 가정하자. 만약 당신이 이 방법을 가지고 비용–효과분석을 하려고 한다면 효과를 측정하기 위해 어떤 방법을 택하겠으며, 그 이유는 무엇인가?

설사 관리나 말라리아 관리에 더 많은 돈을 투자하는 것을 고려하고 있으며, 비용-효과분석을 수행하려고 결정했다고 가정하자. 효과를 측정하기 위해 어떤 방법을 선택하겠는가?

투자를 결정하는 데 있어서, 설사와 말라리아를 비교한 비용-효과 분석 결과 외에 더 고려해야 할 요소들은 무엇인가?

■ 연습문제 5B (시간: 15분)

'매개체 밀도의 감소'라는 효과 측정에 포함되지 않은 매개체 관리 사업의 부작용을 생각할 수 있는가? 중요한 것을 들어보시오.

살충제 분무 사업에서는 이런 부작용 중 어떤 것이 중요한 것처럼 보이는가?

■ 연습문제 5C (시간: 30분)

자녀에게 모유를 먹이도록 병원에 온 여성들을 설득하는 교육 프로그램에는 몇 가지 단계가 있다. 교육자가 될 직원을 선발하는 것에서 시작하여, 당신이 생각하는 단계를 간단히 적으시오.

어떤 서비스가 중간 서비스가 될 것인가?

어떤 것이 중간 효과이고 장기적인 건강 수준 효과인가? 이런 산출
물 각각을 어떻게 측정할 것인가?

중간 효과

효과	측정

장기적인 효과

효과	측정

■ **연습문제 5D (시간: 1시간 15분)**

다음과 같은 여러 가지 일차보건의료 사업들의 효과 지표를 보고, 각각을 (1) 중간 서비스, (2) 지식, 태도와 실천(KAP)에 대한 효과, (3) 건강수준에 대한 효과로 분류하시오.

지표	분류(1, 2, 3)
아동의 수	
수인성 질환의 발생률	
예방접종을 받은 5세 이하 어린이의 수	
변소를 사용하는 사람의 수	
보건교육 참석자	
모성사망률	
영아사망률	
산전진료소 개설 횟수	
피임약(도구)을 사용하는 부부 수	
예방접종 이동진료소 개설 횟수	
파상풍 사망률	
홍역 사망률	
배포된 피임약(도구) 수	
산후 6개월 이후에 모유를 먹는 영아 수	
보충 급식을 받는 어린이 수	
배포된 비타민 A의 양	
도움을 받은 출산 수	
파상풍 예방주사를 맞은 여성 수	
라디오 보건교육방송 수	
구덩이를 파서 만든 변소 수	
식수원 수	
파상풍 사망자 수	
영양실조 어린이의 수	

앞의 표에서 효과 지표 세 개를 골라, 각각에 영향을 미칠 수 있는 방법을 두 가지씩 생각해 보시오(예를 들어 '파상풍 사망자 수'를 선택했다면 파상풍 예방접종과 산파 훈련을 생각할 수 있다).

척도	영향을 미칠 수 있는 두 가지 방법	
	1)	2)
	1)	2)
	1)	2)

당신이 선택한 세 가지 척도 각각에 대하여 그 척도가 다른 활동의 효과와 비교할 수 있는 적합한 기반이 되는지 간단히 논의하시오.

척도	적합성
1.	
2.	
3.	

모둘 6 **연습문제**

■ **연습문제 6A (시간: 15분)**

  말라리아 관리사업의 목표는 말라리아의 이환율과 사망률을 줄이는 것으로 생각되었다. 아래의 표는 사업의 몇 가지 특수기능(활동)과 각 기능에 필요한 투입요소이다. (생략된 기능이나 투입요소를 더할 필요는 없다) 각 기능에 있어서, 유용하다고 생각되는 단위 비용의 세 가지 척도를 제시하시오. 첫 번째 답은 이미 지침에 나와 있다.

사업 내용	기능	투입요소	단위 비용 척도
예방	매개체 관리	분무기, 살충제, 차량	가구당 살충제 분무 비용
			일인당 보호 비용
			일인당 예방 비용
	화학적 예방조치	직원, 약, 건물	
치료	처방과 관련 치료	직원, 약	
	재활	직원, 모기장, 방충제	
중앙의 지원	국가(또는 지방 또는 지역) 검사실	직원, 슬라이드판, 현미경	

모듈 7 **연습문제**

■ **연습문제 7A (시간: 15분)**

당신이 담당하는 사업에서는 어떤 종류의 투입요소가 '무료로' 또는 싼 가격으로 제공되는가? 이런 자원의 경제적 비용은 어떤 방법을 사용하여 정하는가?

투입 자원	접근법
	1)
	2)
	1)
	2)
	1)
	2)

이 자원의 시장가격이 본래의 가치를 반영하지 못하는 것이 있는가? 만약 있다면, 그 이유는 무엇인가?

■ 연습문제 7B (시간: 30분)

대체 가격이 미화 7,000달러인 구급차, 15,000달러 짜리 4륜 구동 자동차, 100달러 짜리 자전거 10대를 보유하고 있는 보건소가 있다. 구급차는 사용기간이 10년이고, 자동차는 8년, 자전거는 2년이다. 할인율을 6%라고 할 때, 차량의 연간 자본 비용은 모두 얼마인가?

구급차: $7,000/__________ = 1년에 $__________

자동차: $15,000/__________ = 1년에 $__________

자전거 1대: $100/__________ = 1년에 $__________,
　　　　10대이므로 = 1년에 $__________

차량의 연간 자본 비용 = 1년에 $__________

■ 연습문제 7C (시간: 45분)

모자보건사업의 재정적 비용을 계산하는 자료가 있는 준 <연습문제 4D>로 다시 돌아가 보자. 이제 당신은 다음 정보를 참고로 사업의 경제적 비용을 추정하려고 한다.

- 민간 부문에서 일하는 간호사와 간호조무사의 임금은 각각 일년에 미화 1,350달러와 1,050달러이다.

- 운전사는 국가에서 정한 최저임금을 받는다. 그러나 비공식 부문에서 일하는 운전사들은 1년에 겨우 미화 300달러를 받는다.
- 일반 시장에서는 항상 연료가 부족하다. 그러나 암시장에서는 공식 가격의 약 4배를 받는다.
- 공식 환율은 미화 1달러에 50실링이다. 그러나 암시장에서는 평균 환율이 미화 1달러에 250실링이다(주의: 이것은 수입 물품의 경제적 비용은 공식 가격의 5배라는 뜻이다).
- 국가기획청의 할인율은 8%이다.
- 차량이나 거대한 장비와 같은 거의 모든 자본 항목에 관한 자료는 190면에 있는 <연습문제 4D>에 있다. 건물 공간은 일년에 미화 300달러에 상당한다(사실상 공간을 경상비로 취급한다).

연간 소요되는 사업의 경제적 비용을 계산하여, 그 결과를 표준적인 투입요소 범주가 적혀 있는 다음 표에 기입하시오. 각 범주마다 <연습문제 4D>에서 계산한 재무 비용도 함께 기입하시오. 경제적 비용을 계산하는 데 고려한 요소를 분명히 밝히고, 필요한 모든 것들을 제시하시오.

투입	경제적 비용 (지역 통화)	재무 비용 (지역 통화)
자본재 차량 장비 건물, 공간 일회적인 훈련 일회적인 사회운동		
자본재 합계		
경상비 인력 물자 차량의 운영 및 유지 건물의 운영 및 유지 정기적인 훈련 정기적인 사회운동 기타 운영비		
경상비 합계		
합계		

모듈 8 연습문제

■ 연습문제 8A (시간: 30분)

당신이 수행하는 사업에서 서비스를 이용하는 가구가 부담하는 가장 중요한 비용은 무엇인가?

만약 가능하다면, 비용을 줄이기 위해 어떤 일을 할 수 있는가? 당신이 찾아낸 비용 각각에 대하여 당신의 의견을 말하시오. 그리고 가계비용을 줄이려는 조치 중에서 어떤 조치가 사업(어느 수준이나 관계없다)에 새로운 비용을 만들어내는지 기록하시오.

■ 연습문제 8B (시간: 60분)

당신이 있는 지역에서 가구 조사가 시행되어, 사람들을 '보건소를 자주 방문한 사람'(지난 해에 보건소를 2번 이상 방문한 사람)과 '보건소를 자주 방문하지 않은 사람'(지난 해에 보건소를 2번 미만 방문한 사람)으로 구분하였다. 다음의 표에 이 두 집단에 관한 몇 가지 자료가 있다.

가구와 보건소 방문 자료	자주 방문한 사람	자주 방문하지 않은 사람
보건소와의 평균 거리(km)	5.1	7.5
가장 가까운 민간시설과의 평균 거리(km)	10.5	9.9
보건소를 마지막으로 방문했을 때의 대기 시간(분)	48	63
보건소에 지불한 평균 비용	0.1	0.12
마지막 방문에서 받은 약품의 평균 비용	1.8	1.7
주택의 평균 방 수	1.4	1.2
연평균 가계 소득	243	198
가구당 인원수	6.8	6.6

조사 정보 결과를 본 결과, 이용을 결정하는 데 가장 중요한 영향을 미치는 요소는 어떤 것이라고 생각되는가?

만약 한 시간에 평균 5km를 이동할 수 있다면, 자구 방문하는 사람과 자주 방문하지 않는 사람이 보건소에 방문하는 데 드는 시간 비용은 각각 얼마인가? (각 환자는 보건소에 온 다음 다시 집으로 돌아가야 한다는 것을 기억하시오. 전체 가구의 이동 시간을 실제보다 더 낮게 추정하는 것이기는 하지만 환자와 함께 오는 친척이나 다른 사람의 시간은 무시하시오.)

자주 방문하는 사람:

자주 방문하지 않는 사람:

앞에서 제시한 정보로는 계산할 수 없는 가계 비용은 무엇인가?

만약 가구원들이 일년에 두 번씩 가장 가까운 보건소를 방문한다면, 가계 소득의 몇 퍼센트가 실제로 보건의료서비스 비용으로 지출되는가? 당신 생각에, 서비스 가격은 부담할 만한 가격인가? 그렇다면 그 이유는 무엇이고, 그렇지 않다면 그 이유는 무엇인가?

가계 소득 중 보건의료서비스로 지불되는 비율:

부담할 만한가?

그 이유는?

모듈 9 **연습문제**

■ 연습문제 9A (시간: 20분)

당신이 수행하는 사업의 본질적인 목표는 무엇인가?

당신이 관리하는 사업은 어떤 특별한 측면이 있는가?
그것이 무엇인가? 각 측면의 주요 목표를 기술하시오.

측면	목표

당신이 수행하는 사업의 문제점을 세 가지만 적으시오. 각 문제를 바람직한 목표로 다시 표현하시오.

문제점	목표

■ 연습문제 9B (시간: 20분)

연습문제 9A에서 밝힌 문제점 중의 하나를 골라 목표를 달성하는 데 도움이 될 다섯 가지 해결책을 제시하시오.

문제점:

가능한 해결책:

이 해결책 중에서 122면에 적혀 있는 것처럼 네 가지 문제점이 있는 방법을 빼고 나서도 이용할 수 있는 방법은 어떤 것인가?

■ 연습문제 9C (시간: 20분)

다른 나라에 있는 어떤 사람이 당신과 비슷한 사업, 즉 병원에서 분만하는 여성의 모유수유율을 올리려는 목적을 가진 교육사업을 운영하고 있다는 것을 알았다고 하자. 당신은 두 사업을 비교하고 싶다. 각 병원에서 당신은 비용을 계산하고, 추가로 모유를 먹이는 여성의 수를 추정하였다. 첫 번째 병원에서는 모유를 먹이는 여성(교육을 받지 않았으면 모유를 먹이지 않았을 여성) 일인당 비용이 미화 1달러이고, 두 번째 병원에서는 0.5달러이었다.

이런 차이가 난 원인은 무엇인가? 교육기술, 가격, 병원규모, 여성의 특징, 다른 요소를 고려하여 답을 하시오. 당신이 각각의 원인에 영향을 미칠 수 있는지 기술하시오.

요소	영향을 미칠 수 있는가?

■ 연습문제 9D (시간: 30분)

파상풍 예방접종을 관리하는 방법은 두 가지가 있다. 모자보건 진료소의 정규적인 산전 진료의 한 부분으로 일상적으로 파상풍 예방접종을 하거나, 또는 지역에 있는 접종대상 여성에게 예방접종을 할 목적으로 이동진료소를 설치하여 때때로 특별 캠페인을 벌이는 방법도 있다.

두 가지 방법의 비용과 몇 가지 효과 지표를 아래 표에 제시해 놓았다.

비용 항목	일상적인 방법	캠페인
보건소	17,000	15,600
관리	3,500	7,600
백신	1,250	1,600
방송	0	2,400
차량	250	2,400
자본 항목	2,250	2,800
기타	750	4,000
합계	25,000	40,000
예방접종자 수	22,000	45,000
적어도 두 번 이상 예방접종을 한 여성의 수	8,000	10,000
예방된 신생아 파상풍 사망자 수	40	50

효과 척도 중에서 어느 것이 더 유용한가? 그 이유는 무엇인가?

유용하다고 선택한 척도를 이용하여, 두 방법의 비용-효과 비는 얼마이고, 이 비를 기초로 하면 어떤 방법이 선택될 수 있는가? 당신의 계산을 제시하시오.

이 계산에서는 어떤 고려사항이 무시되었는가?

현재 캠페인 방법을 사용하지 않고 있기 때문에 상대적인 낭비율을 잘 알지 못하기 때문에, 당신은 '캠페인' 방법에서 들 백신의 비용을 정하기가 어렵다. 낭비율이 예상한 것의 2배가 될 수도 있고 또는 반이 될 수도 있다. 이 두 경우에 비용-효과분석 결과가 달라지는가? 계산하여 보시오.

두 방법 사이에 비용-효과의 차이를 가져오는 요소는 무엇인가? 두 방법을 설계할 때, 이 요소를 변형시키는 것이 가능한가?

요소:

변형:

모듈 10 **연습문제**

■ 연습문제 10A (시간: 15분)

요소법에서 예상할 수 있는 본질적인 어려움은 무엇인가(133면을 보시오)?

요소법의 가능한 장점과 단점의 관점에서 볼 때, 그 방법을 이용하는 데 가장 적합하다고 생각하는 사례는 어떤 것이 있나?

내년에 한 사업에 사용하려고 생각하는 자원을 모두 적어야 한다면 (예산을 작성하기 위하여 어떤 방법으로 비용을 추정하든 관계없이), 가장 수량화하기 힘든 자원은 어떤 범주의 투입요소인가?

■ 연습문제 10B (시간: 1시간 15분)

당신의 지역에서 지역사회 보건일꾼의 새로운 훈련 프로그램이 제안되었다. 그 제안에 따르면 1년에 20명의 지역사회 보건일꾼을 훈련할 계획이다. 이에 필요한 투입요소를 모두 적고, 추정하기 어려운 것을 지적하시오.

투입 범주	비용(국내 통화)
자본재	
차량	600
장비	180
건물, 공간	100
경상비	
인력	1,400
물자	300
차량의 운영과 유지	380
건물의 운영 및 유지	20
기타 운영비	150

이 비용 자료를 이용하여 앞으로 5년 동안 당신의 사업을 추정하여 보시오. 증가한 비용만 포함시키며, 두 사업의 크기가 다르다는 점을 감안해야 한다는 것을 기억하시오. 물가상승률은 1년에 10%라고 가정하시오. 다음의 표에 답을 적고, 계산 내용을 모두 기록하시오.

투입 범주	1년	2년	3년	4년	5년
자본재 차량 장비 건물, 공간					
경상비 인력 물자 차량의 운영과 유지 건물의 운영 및 유지 기타 운영비					

계산

정부는 지역사회 보건일꾼의 훈련비로 1년에 지역당 미화 1,500달러를 책정하였다. 그 돈으로 당신의 사업을 실행할 수 있는가? 실행할 수 없다면 어떤 방법을 취해야 하는가?

실행가능한가?　　　　□ 예　　　　□ 아니오

계산 내용을 제시하시오.

(필요하다면) 어떤 방법을 취하겠는가?

당신의 지역에서 새로운 사업을 시작한 첫 해 동안 훈련받은 지역 사회 보건일꾼 일인당 비용을 계산하시오.

이 사업을 위해 이용할 수 있는 다른 효과의 척도는 무엇인가?

모듈 11 **연습문제**

■ **연습문제 11A (시간: 30분)**

<연습문제 2C>로 돌아가시오. 당신이 수행하는 사업에서 농촌과 도시에 사는 대상 주민들간에 1년에 한 사람에게 지불하는 비용이 약간 차이가 난다고 가정하자. 일인당 사업의 지리적 형평성을 보여주는 것은 무엇인가?

사업의 형평성을 측정하는 중요한 척도 중에서 당신은 어떤 것을 사용하려고 하는가, 각각에 관한 자료는 얼마나 쉽게 이용할 수 있는가?

형평성의 측정	자료의 이용가능성

■ 연습문제 11B (시간: 30분)

<연습문제 10B>로 돌아가 보자. 훈련받은 지역사회 보건일꾼 일인당 비용에 관한 당신의 결론은 훈련계획의 형평성에 대해 만약 있다면, 어떻게 제안하고 있는가?

훈련 계획의 형평성을 전체적으로 평가하기 위하여 필요한 가장 유용한 특별한 종류의 정보가 무엇인지 찾아보고, 그 정보들이 왜 필요한지 간략히 설명하시오(참고: 무엇보다도 훈련이 다 끝난 후에 무엇이 일어나는지 생각해 보시오).

■ 연습문제 11C (시간: 30분)

<연습문제 10B>에서는 정부가 지역사회 보건일꾼의 훈련계획에 드는 비용을 한 지역당 일년에 미화 1,500달러로 추정했다고 가정하였다.

이렇게 추정하게 된 주요 요소를 간단히 정리하여 기술하시오.

지역 수준에서 훈련을 더 실행가능하게 만들기 위하여 당신은 어떤 일을 할 수 있겠는가?

모듈 12 **연습문제**

■ 연습문제 12A (시간: 30분)

한 나라의 예방접종 사업에 대한 경제적 연구를 한 결과 다섯 개의 시설에서 진료소를 한 번 개설했을 때 평균 예방접종자 수와 1회분의 백신당 평균 비용이 다음과 같았다(더 많은 지역을 연구하였지만 여기서는 간단히 하기 위해 생략하였다. 이 결과가 전체적인 결과를 바꾸지 않는다고 가정하자).

시설	진료소 개설시 평균 예방접종자 수	1회분 백신의 비용 (국내 통화)
1	40	2.30
2	50	1.80
3	120	0.90
4	180	0.60
5	220	0.40

이 자료를 보고 평균 비용과 시설 용량 이용의 집중도간에 어떤 관계가 있다고 할 수 있나?

이 결과가 한 나라 안의 여러 시설을 대표한다는 가정하에, 이 결과가 직원의 배치에 관한 정책에 어떤 의미를 가지고 있는지 두 가지 정도 적어보시오(즉 그들은 어디에 있어야 하고 언제 일해야 하는가?).

누군가가 당신의 나라에서는 효율을 올리기 위하여 예방접종 서비스는 줄이고 일차보건의료시설을 늘려야 한다고 권고하였다고 가정하자. 그 정책 권유를 고려할 때 생각해야 하는 주요 긍정적 요소와 부정적 요소는 무엇인가?

연가계수

| 기대사용년도 | 할인율 | | | | | | | | | | | | | | | | | | | |
---	1%	2%	3%	4%	5%	6%	7%	8%	9%	10%	11%	12%	13%	14%	15%	16%	17%	18%	19%	20%
1	0.990	0.980	0.971	0.962	0.952	0.943	0.935	0.926	0.917	0.909	0.901	0.893	0.885	0.877	0.870	0.862	0.855	0.847	0.840	0.833
2	1.970	1.942	1.913	1.886	1.859	1.833	1.808	1.783	1.759	1.736	1.713	1.690	1.668	1.647	1.626	1.605	1.585	1.566	1.547	1.528
3	2.941	2.884	2.829	2.775	2.723	2.673	2.624	2.577	2.531	2.487	2.444	2.402	2.361	2.322	2.283	2.246	2.210	2.174	2.140	2.106
4	3.902	3.808	3.717	3.630	3.546	3.465	3.387	3.312	3.240	3.170	3.102	3.037	2.974	2.914	2.855	2.798	2.743	2.690	2.639	2.589
5	4.853	4.713	4.580	4.452	4.329	4.212	4.100	3.993	3.890	3.791	3.696	3.605	3.517	3.433	3.352	3.274	3.199	3.127	3.058	2.991
6	5.795	5.601	5.417	5.242	5.076	4.917	4.767	4.623	4.486	4.355	4.231	4.111	3.998	3.889	3.784	3.685	3.589	3.498	3.410	3.326
7	6.728	6.472	6.230	6.002	5.786	5.582	5.389	5.206	5.033	4.868	4.712	4.564	4.423	4.288	4.160	4.039	3.922	3.812	3.706	3.605
8	7.652	7.325	7.020	6.733	6.463	6.210	5.971	5.747	5.535	5.335	5.146	4.968	4.799	4.639	4.487	4.344	4.207	4.078	3.954	3.837
9	8.566	8.162	7.876	7.435	7.108	6.802	6.515	6.247	5.995	5.759	5.537	5.328	5.132	4.946	4.772	4.607	4.451	4.303	4.163	4.031
10	9.471	8.983	8.530	8.111	7.722	7.360	7.024	6.710	6.418	6.145	5.889	5.650	5.426	5.216	5.019	4.833	4.659	4.494	4.339	4.192
11	10.368	9.787	9.253	8.760	8.306	7.887	7.499	7.139	6.805	6.495	6.207	5.938	5.687	5.453	5.234	5.029	4.836	4.656	4.486	4.327
12	11.255	10.575	9.954	9.385	8.863	8.384	7.943	7.536	7.161	6.814	6.492	6.194	5.918	5.660	5.421	5.197	4.988	4.793	4.611	4.439
13	12.134	11.348	10.635	9.986	9.394	8.853	8.358	7.904	7.487	7.103	6.750	6.424	6.122	5.842	5.583	5.342	5.118	4.910	4.715	4.533
14	13.004	12.106	11.296	10.563	9.899	9.295	8.745	8.244	7.786	7.367	6.982	6.628	9.302	6.002	5.724	5.468	5.229	5.008	4.802	4.611
15	13.865	12.849	11.938	11.118	10.380	9.712	9.108	8.559	8.061	7.606	7.191	6.811	6.462	6.142	5.847	5.575	5.324	5.092	4.876	4.675
16	14.718	13.578	12.561	11.652	10.838	10.106	9.447	8.851	8.313	7.824	7.379	6.974	6.604	6.265	5.954	5.668	5.405	5.162	4.938	4.730
17	15.562	14.292	13.166	12.166	11.274	10.477	9.763	9.122	8.544	8.022	7.549	7.120	6.729	6.373	6.047	5.749	5.475	5.222	4.990	4.775
18	16.398	14.992	13.754	12.659	11.690	10.828	10.059	9.372	8.756	8.201	7.702	7.250	6.840	6.467	6.128	5.818	5.534	5.273	5.033	4.812
19	17.226	15.678	14.324	13.134	12.085	11.158	10.336	9.604	8.950	8.365	7.839	7.366	6.938	6.550	6.198	5.877	5.584	5.316	5.070	4.843
20	18.046	16.351	14.877	13.590	12.462	11.470	10.594	9.818	9.129	8.514	7.963	7.469	7.025	6.623	6.259	5.929	5.628	5.353	5.101	4.870
21	18.857	17.011	15.415	14.029	12.821	11.764	10.836	10.017	9.292	8.649	8.075	7.562	7.102	6.687	6.312	5.973	5.665	5.384	5.127	4.891
22	19.660	17.658	15.937	14.451	13.163	12.042	11.061	10.201	9.442	8.772	8.176	7.645	7.170	6.743	6.539	6.011	5.696	5.410	5.149	4.909
23	20.456	18.292	16.444	14.857	13.489	12.303	11.272	10.371	9.580	8.888	8.266	7.718	7.230	6.792	6.399	6.044	5.723	5.432	5.167	4.925
24	21.243	18.914	16.936	15.247	13.799	12.550	11.469	10.529	9.707	8.985	8.348	7.784	7.283	6.835	6.434	6.073	5.746	5.451	5.182	4.937
25	22.023	19.523	17.413	15.622	14.094	12.783	11.654	10.675	9.823	9.077	8.422	7.843	7.330	6.873	6.464	6.097	5.766	5.467	5.195	4.948
26	22.795	20.121	17.877	15.983	14.375	13.003	11.826	10.810	9.929	9.161	8.488	7.896	7.372	6.906	6.491	6.118	5.783	5.480	5.206	4.956
27	23.560	20.707	18.327	16.330	14.643	13.211	11.987	10.935	10.027	9.237	8.548	7.943	7.409	6.935	6.514	6.136	5.798	5.492	5.215	4.964
28	24.316	21.281	18.764	16.663	14.898	13.406	12.137	11.051	10.116	9.307	8.602	7.984	7.441	6.961	6.534	6.152	5.810	5.502	5.223	4.970
29	25.066	21.844	19.188	16.984	15.141	13.591	12.278	11.158	10.198	9.370	8.650	8.022	7.470	6.983	6.551	6.166	5.820	5.510	5.229	4.975
30	25.808	22.396	19.600	17.292	15.372	13.765	12.409	11.258	10.274	9.427	8.694	8.055	7.496	7.003	6.566	6.177	5.829	5.517	5.235	4.979

참고문헌

지침서와 방법론

EPICOST software for costing an immunization programme. Geneva, World Health Organization, 1989(available on request from Global Programme for Vaccines, World Health Organization, 1211 Geneva 27, Switzerland).

Estimating costs for cost-effectiveness analysis: guidelines for managers of diarrhoeal diseases control programmes. Geneva, World Health Organization, 1988(unpublished document, CDD/SER/88.3; available on request from Diarrhoeal Disease Control, World Health Organization, 1211 Geneva 27, Switzerland).

Expanded Programme on Immunization: costing guidelines. Geneva, World Health Organization, 1979(unpublished document EPI/GEN/79.5; available on request from Global Programme for Vaccines, World Health Organization, 1211 Geneva 27, Switzerland).

Mills, A. Economic evaluation of health programmes: application of the principles in developing centres. *World health statistics quarterly*, 1985, 38: 368-382.

Reynolds, J. & KC. Gaspari. *Cost effectiveness analysis.* Chevy

Chase, MD, Center for Human Services, 1985(Pricor Mono-
graph Series No.2).

사례연구

Berman, PA. Cost analysis as a management tool for improving
the efficiency of primary care: some examples from Java.
International journal of health planning and management,
1986, 1: 275-288.

Lerman, SJ., DS. Shepard & R. Cash. Treatment of diarrhoea in
children: what it costs and who pays for it. *Lancet*, 1985, 2:
651-654.

Over, M. The effect of scale on cost projections for a primary
health care program in a developing country. *Social science
and medicine*, 1986, 22: 351-360.

Qualls, N. & RL. Robertson. Potential use of cost analysis in
child survival programmes: evidence from Africa. *Health
policy and planning*, 1989, 4: 50-61.

Robertson, RL., JH. Davis & K. Jobe. Service volume and other
factors affecting the cost of immunizations in The Gambia.
Bulletin of the World Health Organization, 1984, 62: 729-736.

(ㅂ)

(ㅌ)

(ㅍ)

(ㅎ)

세계보건기구

　세계보건기구(World Health Organization, 보통 WHO로 줄여서 부름)는 국제연합(UN) 산하 전문기관의 하나로 건강 향상과 질병 퇴치를 위한 국제적 협력기구이다. 1946년 헌장이 만들어지고, 1948년 활동을 시작한 이래, 거의 모든 국가가 참여하여 1992년 현재 회원국 수는 168개 국에 이르고 있다.

　세계보건기구는 전인류가 가능한 한 최고 수준의 건강을 달성하도록 하는 데 목적(헌장 제1조)을 두고 있으며, 이를 위하여 각국의 정부와 관련 기관의 협조 아래 건강과 질병에 관련된 여러 종류의 사업을 전개하고 있다.

　세계보건기구는 중앙에 세계보건총회(World Health Assembly), 실행위원회, 사무국의 3개 조직이 있다. 전세계를 아프리카, 동지중해, 동남아시아, 서태평양, 아메리카, 유럽의 6개 지역으로 나누어 각각 자치적인 활동을 하고 있다. 우리나라는 서태평양 지역에 속해 있다. 서태평양 지역(Western Pacific Region)의 사무국은 필리핀의 마닐라에 있으며, 1989년 이후 우리나라의 한상태(韓相泰) 박사가 사무처장을 맡고 있다. 각 나라별로 세계보건기구 대표(WHO Representative)를 둔다.

　세계보건기구의 재정은 주로 각국의 분담금으로 충당된다. 1991~1992 회계년도의 경우 6억 5천만 달러의 예산을 집행하였다. 우리나라도 0.21%(140만 달러)를 부담한 바 있다. 과거에는 수혜국이었으나, 이제는 부담액이 더 큰 공여국이 되었다.

　세계보건기구는 인류의 건강한 삶이라는 이상을 달성하기 위하여 1950~60년대에는 말라리아, 결핵, 천연두 등 감염성 질환의 퇴치에 노력을 기울여, 큰 성과를 거두었다. 최근에는 AIDS의 관리, 환경보건의 개선 등에 적극 노력하고 있다. 세계보건기구가 정한 각종 기준, 질병분류, 질병관리체계는 세계적인 표준이 된다. 1970년대에 들어서는 '보건의료체계'를 강화하기 위한 사업을 전개하였다. 이러한 노력의 대표적인 예가 1978년 전 회원국이 모여 채택한 '알마아타(Alma Ata) 선언'이다. "모두에게 건강을(Health For All)"이라는 장기적 목표를 이루기 위하여, 새로운 의료질서로서 '일차보건의료'의 개념을 제시하였다. 이는 세계 각국의 보건의료 발전과 정책 수립에 매우 큰 영향을 미치고 있다. 일차보건의료는 이제 '국가 보건의료체계의 방향 재정립'과 '지역보건의료체계'의 구성이라는 더 높은 개념으로 발전되고 있다. 우리나라에서도 경기도 연천군, 강원도 화천군, 전라남도 곡성군, 대구시 남구 등에서 지역보건의료체계 사업이 진행되고 있다.

눌원보건문고 13

경제적인 지역보건을 위한
알기 쉬운 비용분석

ⓒ 서울대학교 의과대학 의료관리학교실, 1996

엮은이/앤드류 크리스·데이비드 파커
펴낸이/김종수
펴낸곳/도서출판 한울

편집/이현정

초판 1쇄 인쇄/1996년 3월 8일
초판 1쇄 발행/1996년 3월 20일

주소/120-180 서울시 서대문구 창천동 503-24 휴암빌딩 201호
전화/326-0095(대표)
팩스/333-7543
등록/1980년 3월 13일, 제14-19호

Printed in Korea.
ISBN 89-460-2316-3 94510

* 값 6,000원